W0087312

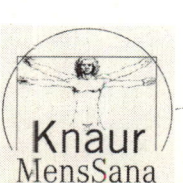

Knaur
MensSana

Über die Autoren:

Ingrid Kraaz von Rohr ist Heilpraktikerin mit den Schwerpunkten klassische Homöopathie, Farbakupunktur, Schwingungsmedizin, Frauen- und Kinderheilkunde mit eigener Praxis in Grünwald bei München.
Sie beschäftigt sich seit vielen Jahren mit Spiritualität, Meditation und bewusster Lebensführung. Im Leben von Frauen sieht sie besondere Chancen, nicht nur sich selbst, sondern auch anderen Menschen höhere geistige Dimensionen zu erschließen, und hält dies für eine ursprüngliche weibliche Aufgabe.

Wulfing von Rohr ist Sachbuchautor, Kulturforscher, Yogalehrer und Firmenberater. Er ist Autor zahlreicher Bücher u.a. zu den Themen Yoga, Alta-Major-Therapie und Traditionelle Chinesische Medizin.

Ingrid Kraaz von Rohr
und
Wulfing von Rohr

Naturheilkunde für Frauen in der Lebensmitte

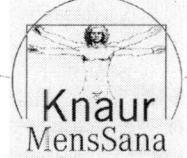

Knaur
MensSana

Originalausgabe 2003
Copyright © 2003 Knaur Taschenbuch. Ein Unternehmen
der Droemerschen Verlagsanstalt Th. Knaur Nachf.
GmbH & Co. KG, München
Alle Rechte vorbehalten. Das Werk darf – auch teilweise – nur mit
Genehmigung des Verlags wiedergegeben werden.
Vollständig überarbeitete und erweiterte Neuausgabe
des im Kösel Verlag erschienenen Buches »Die neue Weiblichkeit«
Redaktion: Ralf Lay, Mönchengladbach
Umschlaggestaltung: ZERO Werbeagentur, München
Umschlagabbildung: zefa visual mediagroup, Düsseldorf
Satz: Ventura Publisher im Verlag
Druck und Bindung: Nørhaven Paperback, A/S
Printed in Denmark
ISBN 3-426-87189-0

2 4 5 3 1

Inhalt

Widmung und Dank

»Es gibt viele Wege, die Liebe Gottes an jene weiterzugeben, die mit uns zusammen sind; ein nettes Wort, eine hilfreiche Hand, eine zärtliche Berührung – all das kann dazu beitragen, den Tag eines anderen zu erhellen.«

Sant Rajinder Singh

Dieses Buch ist allen Müttern gewidmet, damit sie ihre weibliche Weisheit besser schätzen lernen und an ihre Töchter weitergeben.

Und allen Töchtern, damit sie ihre eigene weibliche Weisheit und die aller Frauen erkennen und fördern.

Und es ist den Männern und Frauen gewidmet, die sich um eine neue Bewusstseinsebene bemühen, auf der Frauen und Männer gleich viel bedeuten, und die Liebe und Verständnis füreinander als Lebensziel sehen.

Die Empfehlungen in diesem Buch basieren auf jahrelangen Erfahrungen mit meinen Patientinnen. Sie sollen ein wichtiger Wegweiser für Leserinnen sein, die offen sind für neue Wege der Verbindung von einem alten Wissen der Heilkunde mit neuen Herausforderungen des modernen Lebens. Das Buch wird besonders jenen Frauen helfen, die erkennen, dass Körper, Geist und Seele zusammengehören und dass es keinen Grund gibt, vor irgendetwas Angst zu haben.

Ich danke den vielen, vielen Frauen und Mädchen – auch den Männern –, die in meine Praxis oder zu Vorträgen, Workshops, Seminaren und Gesprächskreisen kamen und kommen und von denen ich sehr viel mehr lerne als je aus irgendwelchen Büchern. Ihre eigenen körperlichen und psychischen

Erfahrungen, ihre menschlichen Sorgen, ihre emotionalen Bedürfnisse und Fähigkeiten, ihre spirituellen Ziele und Gaben, ihre vertrauensvolle Offenheit sind die Grundlage, auf welcher ich Mittel und Methoden entdecken durfte, um Ihnen, mir und anderen dabei zu helfen, ein erfüllteres, beschwerdefreieres und glücklicheres Leben zu führen.

Wulfing danke ich, dass er mir mit seinem intuitiven Intellekt viele Stunden geholfen hat, Wissensgut und Gedanken, Eingebungen und Empfindungen sinnhaft zu ordnen, auszudrücken und niederzuschreiben.

Ich danke meinem Sohn Daniel dafür, dass er mir die Erfahrung schenkt, Mutter zu sein. Meinen Eltern, insbesondere meiner früh verstorbenen Mutter, danke ich für ihre Liebe.

Ich danke auch jener unsichtbaren Instanz, die mir immer wieder neue Kraft, Mut, Hoffnung und neue Einsichten schenkt, die durch die Meditation als göttliche Aufladung wirken.

Ingrid Kraaz von Rohr

Teil I: Weibliches Bewusstsein, weiblicher Selbstwert, weibliche Kraft

»Der Winter ist ein Hinweis auf die Zeit, in der sich die See-le in Dunkelheit befindet. Sie ist bedeckt worden mit dicken Lagen von Schnee und Eis und kann deshalb nicht die strahlende Sonne erkennen. Sie braucht das warme Sonnenlicht des spirituellen Wissens, um diese Lagen wegzuschmelzen und in der Sonne zu baden.«

Sant Rajinder Singh

Aspekte einer neuen Weiblichkeit

Wir Frauen sind etwas Besonderes. Männer auf ihre Weise eben-so, wir besitzen aber viele unverwechselbare Qualitäten und Fä-higkeiten, die uns oft für andere Aufgaben geeigneter machen als Männer. Unsere Erfahrungen von Dimensionen in Körper, Geist und Seele sind meist ganz anders und gehen häufig über jene hinaus, für die sich Männer im Regelfall öffnen möchten. Wir Frauen verwirklichen nur einen Bruchteil unseres krea-tiven körperlichen, emotionalen, geistigen und spirituellen Potenzials. Nicht etwa vor allem deshalb, weil uns Männer daran aktiv hindern, sondern weil wir unter einem Man-gel an Selbstwert als Frau leiden, weil wir noch nicht den Mut entwickelt haben, uns vom vollkommensten weiblichen Archetypus in uns leiten zu lassen: von der inneren wei-sen Frau als dem wesentlichen ganzheitlichen Aspekt der Göttin – oder Gott in uns –, den wir in unserem eigenen Leben verwirklichen können.

Spätestens seit Merlin Stones *Als Gott eine Frau war, Göttin-nen* von Jennifer und Roger Woolger, Rosalind Miles' *Welt-geschichte der Frau* und Erich Neumanns *Die große Mutter*[1] wissen wir, dass die ersten hoch stehenden Kulturen auf un-serem Heimatplaneten Erde weibliche Kulturen waren. Got-tesvorstellungen, Gottesbilder und Gotteserfahrungen waren weiblicher Natur. Sie ritualisierten weibliche Energien, sie nahmen weibliche Gestalten an, und sie wurden von Frauen zelebriert. Das Leben spendende und erhaltende Wesen des schöpferischen Kosmos, das aus scheinbarem Chaos Ordnung schuf, das Wesen der Sonne, die die Fruchtbarkeit der Erde möglich machte, und das Wesen der Erde mit ihren Elemen-ten Erde, Wasser, Feuer und Luft, die Fruchtbarkeit des Le-bens hervorbrachten – sie alle fanden ihren offensichtlichen irdisch-schöpferischen und symbolkräftigen Ausdruck in der Frau.

Marion Zimmer Bradley hat in *Die Nebel von Avalon* und *Die Feuer von Troja* romanhaft-magisch beschrieben, was Jean Markale in *Die keltische Frau*[2] historisch-mythologisch nach-vollzog: die zentrale Stellung der Frau in der keltischen Gesellschaft. Danach hatte die Frau – auch in unseren Brei-tengraden und auch in durchaus geschichtlicher Zeit – eine ebenbürtige, oft eine führende Rolle in der Familie, Gesell-schaft und Religion gespielt.

Die Rolle der Frau war die einer Hohepriesterin mit religiö-sen und politischen Leitfunktionen, einer Initiatorin in die Mysterien des sinnlichen und übersinnlichen Lebens, einer Magierin mit Wissen geheimer Künste einschließlich der Heilkunst, einer Prophetin als eine in die Zukunft weisende Frau, einer Künstlerin als Künderin der Fülle und Schönheit menschlichen Lebens, einer Mitte des Familienlebens als Mutter, Geliebte und Liebende. Die Frau besaß Eigentums-rechte, das Namensgebungsrecht, das Scheidungsrecht und mehr. Dass Erbrechte und Namensgebung in weiblicher Linie erfolgten, ergab sich schon daraus, dass Frauen auch über sexuelle Selbstbestimmung verfügten – bis hin zur gesellschaftlich als natürlich akzeptierten Tatsache, dass auch verheiratete Frauen Liebhaber hatten – und der Vater eines Kindes deshalb nicht unbedingt, die Mutter aber immer ganz sicher bestimmt werden konnte.

Männlich zugeschnittene Religionsformen – die polytheistischen bei den Griechen und Römern bis hin zu den monotheistischen im Judentum, Christentum und Islam – bekämpften, verdrängten und verfolgten die Kulturen der Weiblichkeit weitgehend, was sich, nebenbei bemerkt, auch in der Umpolung des grammatischen Geschlechts in der Sprache niederschlug: Nur in der deutschen Sprache heißt es zum Beispiel noch *»die* Sonne« und *»der* Mond«, was das wahre Verhältnis der Menschen zur wärmenden, Leben spendenden Sonne als weiblicher »Hauptgottheit« und dem kühlen, das Sonnen-

Sonne und Mond sind gleichermaßen Ausdruck der Großen Mutter.

licht ja nur reflektierenden Mond als Erdtrabanten und »Nebengottheit« bezeichnet. Die lateinisch geprägten Sprachen hingegen kennen die männlichen Substantive *el sol, il sole, le soleil* als Name für die Sonne und die weiblichen *la lune* oder *la luna* für den Mond.

Ein Gedanke zum Thema der Zuordnung von Sonne und Mond als Symbole weiblicher oder männlicher Energien, der bislang offenbar weder von Feministinnen noch von »Maskulinisten« beachtet wurde, ist der folgende: Ich bin der Ansicht, dass Sonne *und* Mond gleichermaßen Ausdruck der Großen Mutter und der Großen Göttin waren. Zu offensichtlich sind die Leben spendenden Qualitäten der Sonne einerseits und die zyklischen Analogien des Mondumlaufs und der weiblichen Rhythmen andererseits.

Im Verlauf der religiös bzw. theologisch-dogmatisch begründeten Ausweitung der Vorherrschaft männlicher Prinzipien verloren Frauen immer mehr Rechte. Der Leidensweg in die Entrechtung und Sprachlosigkeit müsste hinlänglich bekannt sein: Frauen verloren nicht nur politische, wirtschaftliche, soziale und kulturelle Rechte. So schlimm dies ja bereits war, schlimmer noch war der Verlust der religiösen Funktionen, auf die ich später zurückkommen werde, und der direkt damit verbundene Verlust des spirituellen Selbstwerts.

Frauen wurden ihrer geistigen Grundlagen zu großen Teilen beraubt – und wenn sie diese weiterpflegten, als »Hexen« aus der Gesellschaft ausgestoßen oder gar ermordet. Ihre Weisheit wurde verlacht, als »weibisch« abgetan oder ins Unbewusste bzw. Überbewusste abgedrängt. Männlich-rationale Bewusstseinsstrukturen und Wertmaßstäbe wurden derart verinnerlicht, dass emotionale, intuitive und offen »ungeordnete« Impulse keine Geltung mehr gewinnen konnten. Die Dominanz der linken Gehirnhälfte führte dazu, dass ein Pionier der psychologischen Erforschung des menschlichen Bewusstseins, Sigmund Freud, über Frauen gesagt haben soll: »Die große Frage, die ich trotz meines dreißigjährigen Studiums der weiblichen Seele nicht zu beantworten vermag, lautet: Was will eine Frau eigentlich?«[3]

> »Gleicher Lohn für gleiche Arbeit« oder »Gleiches Recht für alle« sind längst noch keine Selbstverständlichkeiten.

Ohne Frage ist es nach wie vor notwendig, Natur- und Menschenrechte auch für Frauen einzufordern, zu erarbeiten und zu erkämpfen. Denn nach wie vor gibt es die Gleichberechtigung oft lediglich auf dem Papier. Denken wir nur an die immer noch existierende Praxis von vielen Gerichten, Misshandlungen oder Missbrauch an Frauen und Mädchen de facto als »Kavaliersdelikt« zu verharmlosen. Gleichzeitig wird von einer politisch und klerikal beeinflussten Justiz ein Frauenarzt verurteilt, dem die Nöte von Frauen in schwierigsten persönlichen Entscheidungssituationen über einen Schwangerschaftsabbruch wichtiger waren als die Fremdbestimmung von Frauen durch männlich-dogmatische Lehrsätze und der deshalb in seinem Bundesland praktisch Berufsverbot erhielt. Der Hintergrund dafür ist m.E. eine nach wie vor bestehende Körper- und Lustfeindlichkeit, die letztlich nichts anderes als Respektlosigkeit gegenüber Frauen und Frauenfeindlichkeit aus Angst darstellt.

Mir geht es allerdings um einen dritten, einen neuen Weg zwischen dem überholten angepassten und nachgeäfften Konsumidol-Abklatsch als Puppendasein einerseits und feministischem Megärentum andererseits. Es geht meiner Auffassung nach um mehr als »nur« um die Verbesserung der individuellen Situation von uns Frauen. Es geht um die grundlegende Veränderung der Welt! Denn die Vorherrschaft männlich geprägter Weltbilder hat ja auf unser gesamtes Leben auf diesem Planeten zurückgeschlagen.

> Es muss noch viel geändert und verbessert werden, um Frauen in Gesellschaft, Politik und Kultur als ebenbürtig gelten zu lassen.

Doch was ist das Ergebnis? Wir betreiben eine immer weiter gehende Industrialisierung, beuten Mensch und Natur dabei immer stärker aus und zerstören unsere Umwelt und damit unsere Lebensgrundlage scheinbar unaufhaltsam. Zu den großen, zumeist unterschätzten Problemen gehört übrigens auch die gigantische Überbevölkerung mit all ihren Konsequenzen für die Nahrungsmittelversorgung, für den Lebensraum, die Lebensbedingungen und die Erziehung. Verantwortlich für unsere gegenwärtige Misere ist ein zergliederndes, vermeintlich rationales Nützlichkeitsdenken aus der linken Gehirnhälfte und die Vernachlässigung bzw. Unterdrückung der schöpferisch fließenden Bewusstseinsprozesse der rechten Gehirnhälfte. Anders ausgedrückt: Verantwortlich dafür ist der Mangel an weiblichen Werten.

Wenn man an die Werbung als verlängerten Arm der Waren-, Dienstleistungs- und Informationsproduktion denkt und ihre subtile Wirkung, Vorbilder zu prägen, Wünsche zu wecken und Werte zu definieren, sind die gekünstelt-verschämte »Schönung« von Menstruation und Menopause in der Massenkonsumwerbung ein beredtes Exempel dafür, wie ein natürlicher Vorgang mit allen möglichen und unmöglichen Mitteln ins Abseits der desinfizierten und deodorierten Schmutzigkeit geschoben werden soll. Ist denn die Vagina so abstoßend, dass »Applikatoren« gebraucht werden müssen, um beim Einsetzen eines Tampons auf jeden Fall den Kontakt der Haut mit eigener Haut zu vermeiden?

Nicht nur in Ökologie oder Ökonomie, sondern auch in der Politik macht sich das Fehlen einer weiblichen Kultur schmerzlich bemerkbar. Hätte es eine Invasion Kuweits, eine Zerstörung Afghanistans und Nahostkriege, ob im Irak, in Israel oder Pakistan, gegeben, wenn in den jeweiligen Regierungen so viele Frauen gesessen hätten, wie es repräsentativ dem Bevölkerungsanteil entspricht, oder wenn wenigstens einige betroffene Frauen an den Schaltstellen der Macht wären?

Wenn Frauen in den Regierungen angemessen repräsentiert wären, gäbe es weniger Kriege.

Viele Fälle in der Praxis beweisen immer wieder, dass ein uraltes Verhaltensmuster bei zahlreichen Männern noch vorhanden ist (es kommt allerdings auch bei manchen Frauen vor): Wenn einem Mann das Objekt der Lust weggenommen wurde, glaubt er, dass er an Macht verloren hat. Dies macht sich bei ihm als Wut bemerkbar und führt dann leider zu Machtmissbrauch aus blindem Hass oder Vergeltungssucht. Dies wiederum führt zur Zerstörung und Unfrieden.

Ich bin davon überzeugt, dass, wenn Frauen in der Regierung in angemessener Weise mitsprechen und -entscheiden könnten, es weniger Kriege gäbe. Das liegt allein schon an der Tatsache, dass eine Frau, die Kinder neun Monate lang ausgetragen und dann aufgezogen hat, natürlicherweise einfach mehr Achtung und Respekt vor der Schöpfung besitzt. Eine Frau hat in der Regel – es gibt Ausnahmen – gelernt, zu geben und aus Liebe zu ihrer Familie zu verzichten. Eine Mutter wird ihre Kinder nicht zum Töten wegschicken oder die Nahrungszufuhr verhindern, die Wohnmöglichkeiten wegnehmen. Das weibliche Gedankengut sorgt für Harmonie, Lebenserhaltung und Frieden.

Beispiele von Machtbesessenheit lassen sich beliebig fortführen: brutalste Niederschlagung der Demokratiebewegung auf dem Tiananmen-Platz in Peking, die Besetzung Tibets, das nicht enden wollende Töten in Nordirland, im Nahen Osten. Sehr oft geschieht dieses Töten mit »religiösem« Hintergrund. Der Schöpfer kennt jedoch nur Liebe und Gnade.

Die wichtige und interessante Frage lautet: Brauchen wir einen ökonomisch, ökologisch, politisch, psychologisch und sozial motivierten Feminismus, einen Kampf gegen vorherrschende Ideologien? Oder würde das nur die Polaritäten verstärken?

Ich meine, dass wir einen neuen Weg finden müssen, einen Weg, der zu fünf grundlegenden Veränderungen führt, die das einzig tragfähige Fundament für den notwendigen Quantensprung des menschlichen Bewusstseins auf Mutter Erde darstellen, um unser Überleben global zu sichern:

1. Wir brauchen ein neues Selbstwertgefühl der Frauen, das auf der Erfahrung und Verwirklichung von Qualitäten beruht, die zu den Erscheinungsformen der »Göttin« gehören.
2. Wir müssen neue Formen der Partnerschaft zwischen Frau und Mann entwickeln, in denen Frauen ihre Männlichkeit

und Männer ihre Weiblichkeit entdecken können, ohne ihre Eigenart aufzugeben und ohne sich gegenseitig gering zu schätzen.

3. Wir müssen als Frauen wieder unseren Platz in der Mitte des geistigen und geistlichen Lebens einnehmen, wieder unsere spirituellen Fähigkeiten spüren und sie nicht nur »privat«, sondern auch gesellschaftlich relevant anwenden – in einer Weltgemeinschaft, die spirituell inspiriert ist.

4. Die Erziehung und Bildung muss endlich wieder unter weiblicher Führung erfolgen. Die Zukunft sind unsere Kinder, die nach den neuesten pädagogischen Erkenntnissen geleitet werden sollten. Die Kinder werden somit auf das Leben vorbereitet, damit sie ihr höchstes Ziel erreichen und gute Menschen werden. Sie werden ermuntert, sich als Bewohner einer globalen Gemeinschaft zu sehen, deren Wachstum und Wohlstand auf menschliches Miteinander und Kooperation beruht. Die wichtigsten Kriterien dazu sind folgende:

- ethische Werte,
- selbstloser Dienst,
- Respekt vor allem Leben und für die Erde,
- vergleichende Religionswissenschaft, um Verständnis für andere Kulturen zu erwerben,
- Konfliktlösungsstrategien,
- Förderung von Teamarbeit,
- Meditation zur Konzentrationssteigerung und Entspannung,

5. Wir müssen einen neuen Weg gehen und vorleben, dass wir in unserem Herzen Liebe und Achtung für alle haben. Denn nur dann werden wir eine Gesellschaft sein, in der sich die Menschen so verhalten, als ob die Mitmenschen Teil der eigenen Familie wären.

In diesem Buch versuche ich, Ihnen einen Weg zur weiblich-weisen und glücklichen Frau zu beschreiben. Ich werde aufzeigen, welche Einstellungen und welches Gedankengut dafür eine Rolle spielen und wie sich ein aktiviertes, kreatives Selbstwertgefühl auf dem Weg zu einer neuen Weiblichkeit – speziell auf dem Gebiet der Frau als Vorbild für eine neue Gesellschaft, als Heilerin und Friedensstifterin, für sich oder für andere – positiv für unsere Gesundheit an Körper, Geist und Seele auswirkt.

Wir sollten einen neuen Weg finden: den Weg vom kleinen, unsicheren, verwundeten und staunenden Mädchen zur weisen, lebenssicheren, liebevollen und schöpferisch-aktiven Frau! Dieser Weg wird meist in den Lebensjahren zwischen dreißig und sechzig bewusst – in den Zeiten tief greifender Erfahrungen im Zusammenhang mit den nur Frauen vorbehaltenen körperlichen und seelischen Vorgängen von Menstruation, Schwangerschaft, Geburt und Menopause.

Manches wird Ihnen nicht neu sein, sondern nur als Erinnerung an etwas dienen, was Sie ohnehin schon immer verwirklichen wollten. Anderes wird Ihnen vielleicht zwar fremd, aber erstrebenswert erscheinen. Auf jeden Fall hoffe ich, dass Sie sich sehr persönlich angesprochen wissen und erfühlen können, dass Frau zu sein zur Lebensfreude wird, wenn wir den Mut entwickeln, unsere innere Vollkommenheit zu erforschen und auch im äußeren Leben zu verwirklichen.

Der Zyklus der Göttin, Urmutter und Hohepriesterin

Um das Ziel einer neuen Kultur der Weiblichkeit zu erreichen – persönlich und in der Gesellschaft –, bedarf es einiger grundlegender Veränderungen. Ich habe bereits einige Ansatzpunkte genannt: ein neues Selbstwertgefühl von Frauen, ein neues Verhältnis im Umgang der Geschlechter, die Wiedereinsetzung von Frauen in spirituellen Leitungsfunktionen, ein neues Bildungs- und Schulsystem unter weiblicher Leitung, die Liebe und Achtung für andere als Beispiel vorlebt.

Dazu müssen wir Frauen uns einige wesentliche archetypische Erscheinungsformen und kreative Kräfte der Großen Göttin, die in jeder Frau angelegt sind und wirksam werden können, bewusst machen und diese zumindest teilweise ausleben und verwirklichen. Wir müssen erfahren, welche Aspekte wir bereits durchlebt oder durchlitten haben und welche Bereiche uns bislang noch völlig fremd geblieben sind – damit wir diese für unseren Selbstwert notwendigen Erfahrungen nachholen und die dadurch freigesetzten Energien in unserem Leben entfalten können.

Versuchen Sie, in wichtige Bilder und Personen hineinzuspüren, in denen Ihnen die Göttin bereits begegnet ist bzw. in denen Sie die Kraft der Göttin in sich selbst erkannt haben. Natürlich sind die Qualitäten der Göttin in Ihnen miteinander verbunden, und das Weibliche ist in sich wandlungsfähiger, weil es Lebensgefühl nicht unbedingt aus der festen statischen Form, sondern eher aus einer fließenden, weichen Bewegung erlangt.

Wenn wir uns die zumeist ins Un- oder ins Überbewusste abgedrängten archetypischen Kräfte und die Gestalten, in denen sie auftreten, bewusst machen, wenn wir mit ihnen Kontakt aufnehmen, beginnen wir, uns mit ihren Energien zu verbinden! Dieser Kontakt kann auf unterschiedliche Weise stattfinden – im Traum, über die Phantasie, gefühlsmäßig, zum Beispiel durch Filme, Musik, Bilder und Bücher, durch so genannte Reinkarnationssitzungen, in geführten Visualisations-Entspannungsreisen, über die Entwicklung intuitiver und medialer »übernatürlicher« Kräfte, wie Hellsichtigkeit oder Visionen, im Gebet und durch spirituelle Meditationsformen.

Dass uns bereits der geistige Kontakt mit diesen Kräften auch emotional und sogar körperlich beeinflussen, beleben und verändern kann, mag diejenigen überraschen, die solche Erfahrungen noch nicht gemacht haben – zum Beispiel über Traumarbeit, Rückschau, geführte Visualisations-Entspannungsreisen (auch Astralreisen genannt) oder die Meditation. Es entspricht aber einem geistigen Gesetz, dass die Energien der einen Ebene auch auf anderen Ebenen wirken. Dies ist ja auch der Hintergrund für die Wirksamkeit von Behandlungsmethoden wie Homöopathie, Farbtherapie, Bach-Blüten-Essenzen, Affirmationen und dergleichen mehr. (Über derartige Zusammenhänge zwischen spirituellen und psychologischen Wirkungen auf den körperlichen Gesundheitszustand und konkrete »Frauenbeschwerden« finden Sie ausführlichere Deutungshinweise und Behandlungsvorschläge im zweiten Teil des Buches.)

Die Göttin – Quelle der Schöpfung

Die Göttin ist jene kosmische Kraft, die aus scheinbarem Chaos die Schöpfung gebiert. Dieser Akt der Konzeption, Schwangerschaft oder Geburt von »etwas« aus dem »Nichts« ist ein Privileg der Frauen, das sogar auf der physischen Ebene in der Geburt eines Kindes seine Entsprechung findet. So, wie durch die Bereitschaft der Frau zur Konzeption und ihre Fähigkeit zur Mutterschaft sich ein nichtmaterielles seelisches Wesen durch die Frau in einer eigenen irdischen Form entwickeln und entfalten kann, so ist die Göttin »die Schöpfermutter« des Universums und der Naturgesetze und die »Herrscherin« (schon der Begriff zeigt die männliche Dominanz in unserer Sprache) von Natur, Schicksal, Zeit, Ewigkeit, Wahrheit, Weisheit, Gerechtigkeit, Liebe, Geburt und Tod.

Die indische Göttermutter Kali gilt als die Gebärerin von Gemütsbewegungen und Wunschkräften, von räumlichen und zeitlichen (Bewusstseins)dimensionen, also dessen, was die indische Religionsphilosophie »Maya« nennt. Maya wird übrigens besser mit »Relativität der irdischen Lebenserfahrungen« als – wie üblich – mit dem Wort »Illusion« übersetzt. Die weibliche Kraft ist wegen ebender oben skizzierten Qualitäten Göttermutter und Herrscherin der drei männlichen Hauptgötter Brahma, Vishnu und Shiva, welche drei Aspekte der schöpferischen, erhaltenden und auflösenden (zerstörenden) Kräfte darstellen.

Aspekte der Großen Göttin – weibliche Archetypen

Die Urmutter – Liebe für die Geschöpfe
Die Priesterin – Mystische Intuition
Die Herrscherin – Kraft von innen
Die Prophetin – Künderin des Schicksals
Die Heilerin – Harmonie zwischen Körper,
                          Geist und Seele
Die Künstlerin – Künderin der Schönheit des Lebens
Die Muse – Inspiration
Die Amazone – Lebenskampf
Die Liebende – Spontane Lebenslust
Das kleine Mädchen – Wunderbare Welt

Über die Göttin Isis heißt es in alten ägyptischen Schriften: »Am Anfang war Isis, die Älteste der Alten. Sie war die Göttin, aus der alles Werden entstand.« In den römischen Mysterien wurde Isis als »Die Eine, die alles ist« bezeichnet.
Paulinisch-christliche Kulturen im Westen neigten dazu, jenen Rest der Großen Göttin, der sich partout nicht unterdrü-

cken oder leugnen ließ, in Form von entrückten Ikonen – wie einer jungfräulich verklärten Maria – aus der aktiven Einflussnahme auf das religiöse und gesellschaftliche Leben zu verbannen. Die immer häufiger auftretenden modernen Marienerscheinungen, die man lange Zeit als »mittelalterliche« Gefühlsregungen missverstand, zeigen, dass sich die Kraft der Göttin letztlich nicht ausschalten lässt.

Ich meine und habe dies auch erfahren dürfen – vor allem in Meditationen –, dass es jenseits weiblicher und männlicher Ausprägungen schöpferischer Kräfte, also jenseits der archetypischen Göttin oder des archetypischen Gottes, noch die transzendente Wirklichkeit eines All-Bewusstseins gibt, die sich der Einordnung entzieht. Das wird von allen Mystikern und Mystikerinnen aller Epochen und aller Länder der Erde bestätigt. Und dennoch führt uns der Weg der weisen Frau zu einer Station, an der wir die weibliche Ausprägung dieser transzendenten Wirklichkeit in Gestalt der Göttin bewusst kennen lernen müssen. Wann wir die Göttin in uns aufspüren und uns auf ihre Energien einlassen, spielt dabei keine große Rolle.

Die Göttin in jeder Frau ist eine Quelle schöpferischer Spiritualität und Inspiration sowohl für die Entwicklung unseres Selbstwertgefühls als auch für die bessere Orientierung bei partnerschaftlichen, beruflichen, familiären und gesellschaftlichen Herausforderungen. Durch das Studium der Mythen können wir mental, durch Reinkarnationsarbeit emotional und medial und in der Meditation spirituell Kontakt mit der Kraft der Göttin in uns aufnehmen.

Das für unser Thema vielleicht wesentlichste Merkmal der Göttin ist ihre Wandlungsfähigkeit. Frauen auf eine schmale Bandbreite von Fähigkeiten und Funktionen einzuschränken, ist einer der Hauptgründe für den mangelnden Selbstwert von Frauen. Gestatten wir uns also den Mut, nicht nur einen oder zwei Aspekte der Kultur der Weiblichkeit zu leben, sondern viele, vielleicht im Verlauf eines Lebens sogar alle! In diesem Sinne sind die folgenden archetypischen Gestalten nicht voneinander getrennt, sondern in Wirklichkeit Facetten ein und desselben Kristalls oder Strahlen ein und derselben Sonne.

Der Selbstwert der Göttin wird durch ihr Bewusstsein bestimmt, die irdischen Formen der Schöpfung durch sich selbst hervorzubringen.

Die Urmutter – Liebe für die Geschöpfe

Der offensichtlichste Aspekt der Göttin ist die gebärende und nährende Mutterfunktion der Frau, ist die Dynamik von Sexualität und Fruchtbarkeit. Manche archaischen Kulturen kannten die Zusammenhänge der menschlichen Reproduktion nicht und wussten nichts von der Funktion des männlichen Samens für den Vorgang der Befruchtung des weiblichen Eis. Also wurden Sexualität und Fruchtbarkeit der Frau als zwei unabhängige Ausdrucksformen des Weiblichen empfunden.

Die Urmutter galt als der prototypische Ausdruck der Fülle des Lebens. Die Mutter war die Hüterin des Feuers und damit Mittelpunkt der Familie. Sie bewahrte das Feuer im übertragenen und im wörtlichen Sinne. Während der ersten Lebensmonate und Jahre war sie selbst unentbehrliche Ernährerin des neuen Lebens.

Danach war sie es, welche die Bildung des jungen Menschen in den ersten Lebensjahren entscheidend prägte. In dem Wort »Bildung« ist der Begriff des Bildes noch enthalten, denn die Mutter, und

Der Selbstwert einer Mutter manifestiert sich in der herzlichen und bedingungslosen Liebe zu ihren Kindern. Der Selbstwert der Urmutter Erde manifestiert sich in ihrer schier unendlichen Geduld mit unserem Ausbeutungs- und Zerstörungswahn, bevor sie sich dagegen wehrt, vielleicht mit Naturkatastrophen oder einem so genannten Polsprung.

damit das Weibliche, stellte (und stellt) buchstäblich das Vor-Bild dar.

In der griechischen Göttin Demeter, in Maria Ward, die sich im 17. Jahrhundert für die Erziehung junger Mädchen einsetzte, und Mutter Teresa, aber auch im Begründer der SOS-Kinderdörfer, Hermann Gmeiner, drückt sich die nährende, beschützende, tröstende Kraft der Urmutter aus, um nur einige wenige Beispiele anzusprechen.

Die Priesterin – Mystische Intuition

Die Rolle der Priesterin als Bewahrerin der Mysterien und Mythen der Weltschöpfung und als die Leiterin religiöser Zeremonien und initiatorischer Riten ist von einer autokratischen Männertheologie weltweit ziemlich systematisch und umfassend ausgetilgt worden – bis sie jetzt mit der weltweiten Informationsvernetzung wieder zunehmend in unser Bewusstsein rückt. Die Priesterin war und ist eine bewusste Frau, die aufgrund ihrer Inspiration das religiöse und gesellschaftliche Leben aktiv mitgestaltet. Sie verfügt über eigene spirituelle und magische Erfahrungen. Die Priesterin hat erfahren, dass sich die Dynamik des Lebens nicht in statischen Dogmen und Gesetzen, in holzschnittartigen Moralvorstellungen von Gut und Böse (man denke beispielsweise an die Problematik des Schwangerschaftsabbruchs) und in verabsolutierenden Gottesvorstellungen fixieren lässt.

Der Selbstwert der Priesterin erwächst aus ihrer Vertrautheit mit den Rhythmen der Erde, der Menschen und der Schöpfung. Sie weiß sich in Harmonie mit einer subtilen, transzendenten Kraft, die den Kosmos durchdringt und auf Körper, Geist und Seele wirkt.

Die Priesterin ist bereit, sich auf höhere Kräfte einzulassen, ihre Sinnesfähigkeiten, ihre emotionale und mentale Aufmerksamkeit und ihre spirituelle Intuition in den Dienst der

Religion zu stellen, also der Rück-Verbindung zwischen Einzelseele und Einzelbewusstsein mit dem Allbewusstsein.

Die Priesterin ist offen dafür, ihr Leben für den sich stetig wandelnden Strom des großen Lebens zu öffnen und sich von diesem Strom tragen zu lassen. Ihre Lebenssicherheit findet sie in der Fähigkeit, das Leben als sich beständig verändernde, in neuen Farben schillernde Offenbarung einer mystisch sich wandelnden Schöpfung zu erleben und zu interpretieren. Aus dieser intimen persönlichen Beziehung zu immateriellen und dennoch bedeutungsvollen Energien und Dimensionen schöpft die Priesterin die Inspiration, um symbolkräftige und magisch wirksame religiöse Riten zu vollziehen und Zeremonien zu leiten.

Aus ihren Einsichten in überirdische Wirklichkeiten und irdische Wirkungen vermag sie auch gesellschaftliche und politische Entscheidungen mitzugestalten und Sinnorientierung in weltlichen Angelegenheiten zu vermitteln. Diese Rolle der spirituell inspirierten geistlichen Mitgestaltung des Lebens auf unserem Planeten darf nicht mehr länger nur den Altherrenriegen der verschiedenen Kircheninstitutionen überlassen werden.

Die Mitbegründerin der Theosophie, Helena Petrowna Blavatsky, eine Mystikerin, Magierin, Abenteurerin und dabei ein »Vollweib«, ist eine der herausragenden unabhängigen Priesterinnen der Neuzeit. Lea Sanders aus Santa Fe, eine der Lehrerinnen von Chris Griscom und anderer Heiler und Heilerinnen, Autorin des Buches *Die Farben deiner Aura*[4] sowie aurasichtige Frau mit direktem medialen Kontakt in jenseitige Dimensionen, verfügte über ähnliche Qualitäten und zusätzlich über die Fähigkeit, sanfte Liebe auszustrahlen. Lea Sanders galt interessanterweise als Wiederverkörperung von Helena Blavatsky.

Neben der weiteren Erforschung und Verbreitung der Naturheilkunde habe ich es mir zur Aufgabe gemacht, Frauen in besonderen Programmen dabei zu unterstützen, ihre Rolle als Priesterin wieder zu erfahren und zum Besten der Erde zu nutzen. Dabei arbeitete ich früher mit Lea Sanders zusammen.

Die Herrscherin

Die Machtfrage ist eine entscheidende Frage für die Gesellschaften auf der Erde. Nachdem die Regierungsform der Demokratie – so unvollkommen sie auch sein mag – sich zumindest als das geringste aller Übel und als erster Schritt zur Organisation von großen Menschengruppen bewährt hat, müssen wir nun den zweiten Schritt vollziehen: Er besteht darin, dass Frauen einen angemessenen Anteil an *allen* Entscheidungsvorgängen erhalten. Die Voraussetzung dafür – ich glaube, man kann das gar nicht oft genug wiederholen – besteht darin, dass der Wert von Frauen, der menschliche und der spirituelle, sowohl von Männern wie von Frauen endlich wieder erkannt und anerkannt wird!

Der Selbstwert der Herrscherin bestimmt sich durch die Souveränität, mit der sie ihr eigenes Leben »organisiert«, eigene Entscheidungen über Angelegenheiten trifft, die (nur) mit ihr zu tun haben, und darüber hinaus in der Lage ist, größere Einheiten zu führen, sei es auf der Ebene von Familie, Betrieb oder Politik.

Dabei ist unbestritten, dass Frauen in Machtpositionen in einer Kultur der Männlichkeit nicht unbedingt »bessere« Herrscher sind. Kleopatra, Maria Theresia, Victoria, Margaret Thatcher, Indira Gandhi, Golda Meir sind Beispiele für Herrscherinnen ohne die Kultur der Weiblichkeit im hier vertretenen Sinne. Frauen, die Machtpositionen in Gesellschaften innehaben, welche nach den männlichen Prinzipien der Macht des Stärkeren funktionieren, können oft gar nicht anders, als sich konform zu verhalten.

Nicht weil ich die darin ausgedrückte Meinung ungeteilt übernehme, sondern als Impuls für Ihre Überlegungen zum Thema Frauen und Macht möchte ich hier unkommentiert zwei Zitate anführen. Charles Aznavour soll einmal gesagt haben: »Die Frauen haben heute sicher mehr Rechte. Aber mehr Macht hatten sie früher.« Und Coco Chanel: »Früher haben die Frauen auf ihrem eigenen Boden gekämpft. Da war jede Niederlage ein Sieg. Heute kämpfen sie auf dem Boden der Männer. Da ist jeder Sieg eine Niederlage.«

Die Prophetin – Künderin des Schicksals

Sicher kennen Sie das: Jemand in Ihrer Familie, vielleicht Ihr Kind, eine Großmutter oder Sie selbst haben einen Traum, der sich später als wahr erweist. Das ist nichts anderes als die Gabe der Prophetie in Form von Wahrträumen. Empfindsame Frauen erfahren solche Träume viel häufiger als Männer. Vor nicht allzu langer Zeit träumte ich von Schnee im Zusammenhang mit einem bevorstehenden Transatlantikflug. Später stellte sich heraus, dass die geplante Flugroute wegen unerwarteter Schneestürme geändert werden musste.

Der Selbstwert der Prophetin als Künderin von Einsichten und Weisheiten entwickelte sich aus der Kraft der Offenbarungen, die durch sie den Menschen zufließen, und die wenigen Fälle, in denen diese Offenbarungen von den Rat suchenden Menschen auch angenommen und verwirklicht werden.

Vielleicht erinnern Sie sich noch an den Beginn der Kriegshandlungen im Irak Mitte Januar 1991. Oder im Herbst 2001, vor dem 11. September? Spürten auch Sie einen Tag oder einige Stunden *davor* eine seltsame Unruhe?

Viele Freunde von mir in den USA oder in Deutschland, vor allem Frauen, aber auch einige Männer, empfanden die Negativenergien sehr intensiv, ohne genau zu wissen, was sie spürten.

Mir geht es (leider) so, dass ich solche Kräfte ebenso körperlich fühle, zum Beispiel Flugzeugabstürze, Naturkatastrophen und Erdbeben. Viele Frauen, die den Zweiten Weltkrieg miterlebt haben, wissen, wovon ich spreche.

Neben Vorahnungen und Träumen gelten natürlich auch Visionen am helllichten Tage als Zeichen für prophetische Gaben, also für die Fähigkeit, sich auf noch nicht materialisierte Wirklichkeiten einzustellen. Vor allem Frauen und Kinder sind für Visionen offen, und zwar nicht nur kleine Mädchen, sondern auch Jungen, weil bei ihnen die jedem Menschen innewohnende weibliche Intuition noch nicht unterdrückt wurde.

Die mythische Kassandra ist die wohl berühmteste Prophetin, der Männer – zum Schaden der Trojaner – keinen Glauben schenkten, als sie vor dem drohenden Untergang Trojas warnte. Sie belegte den Sieger Agamemnon, der sie gefangen nahm, mit einem Fluch, der sich mit dessen Tod erfüllte. Darin zeigt sich, dass manche Prophetinnen auch durchaus in das Schicksal »eingriffen« und sich nicht nur neutral zurückhielten.

Ich rate Ihnen natürlich nicht, sich als zukunftsweisendes Orakel zu betätigen, und erst recht nicht, jemanden zu »verfluchen«. Es wird Ihnen aber in vieler Hinsicht helfen, wenn Sie Ihre Sensibilität und Medialität entwickeln, um kommende Ereignisse, die für Ihr persönliches Leben und für das Überleben der Menschheit auf diesem Planeten wichtig sind, frühzeitig zu erfassen. Dann erhalten Sie die Chance, sich darauf intuitiv, bewusst und kreativ einzustellen. Meditationen eignen sich zur Entwicklung dieser Fähigkeit genauso wie Entspannungsübungen.

Der verstorbene Frankfurter Mythenforscher und Astrologe Bernd A. Mertz hat Wichtiges über die Rolle der Pythia, der Prophetin des Orakels von Delphi in Griechenland, geschrieben, und zwar in seinem Buch *Magisch Reisen Griechenland*[5]. Die Jungfrau von Orléans ist sicher eine Prophetin gewesen, die noch dazu mit der Energie einer Amazone gesegnet war.

Die Heilerin – Harmonie zwischen Körper, Geist und Seele

Die Göttin als Heilerin kennt die Geheimnisse und Rezepte einer Natur, die den Menschen helfen will und helfen kann, wenn diese sich auf die sanften Heilkräfte der Natur einlassen möchten. Die Heilerin weiß aber auch um die gegenseitige Beeinflussung von Gefühlen, Gedanken, Lebenseinstellungen und Gesundheit. Sie fühlt sich selbst und alle Heilung suchenden Menschen als Teil einer großen Ganzheit und sieht Gesundheit als Spiegelbild dieser Ganzheitlichkeit. Wenn Disharmonien in Ganzheit auftreten, wird sie also ganzheitliche, harmonische Heilungsmethoden suchen und anwenden.

Der Selbstwert der Heilerin wird durch die überpersönliche – nicht ichhafte – Liebe zu den Patienten und die heilwirksame Einfühlung in die jeweils zutreffenden Ursachen und Heilweisen für den individuellen »Krankheitsfall« bestimmt. Und dennoch hat die höchste Energie aller Energien – genannt Gott – das letzte Wort.

Die Frau ist Heilerin für sich selbst, für ihre Familie und, wenn sie dies beruflich ausübt, für andere Menschen. Sie erspürt oder kennt sinnliche Empfindungen, seelische Zustände und spirituelle Öffnung während der weiblichen Rhythmen und Zyklen, ihre kosmischen Entsprechungen im Lauf von Sonne, Mond und Sternen und die psychosomatische Bedeutung für das gesundheitliche Befinden von Frauen. Die gesellschaftspolitische Wirkung der Heilerin besteht darin, dass sie die Freiheit für die Medizin zurückgewinnen hilft.

Es ist höchste Zeit, dass wir sowohl durch gesetzliche Maßnahmen wie auch in wirtschaftlicher Hinsicht Naturheilkundeverfahren mehr fördern und die Freiheit der Wahl von Heilern und Behandlern, Therapiemethoden und Medikamenten ausbauen, statt sie weiter zu beschneiden.

Die Heilfreiheit ist ein wesentlicher Bestandteil der neuen Kultur der Weiblichkeit. Dafür bedarf es ausdrucksstarker Stimmen von Heilerinnen, Behandlerinnen und Patientinnen, die diese Freiheit immer wieder gegenüber Politikern, Wirtschaftsvertretern und Krankenkassen anmahnen und durch ihr eigenes Verhalten diese Freiheit in Anspruch nehmen. Wie sehr Wirtschaftsinteressen hier eine Rolle spielen, zeigt schon das Beispiel, dass die Staatsanwaltschaft gegen eine Krankenversicherung wegen des Verdachts auf Veruntreuung von Versicherungsgeldern ermittelte, weil die Versicherung die Kosten einer Maltherapie für ein krankes Kind übernommen hatte!

Hildegard von Bingen ist eine inzwischen fast weltbekannte Heilerin und Heilige, eine heile Frau. Ihre Naturmedizin besitzt auch heute noch weitgehend Gültigkeit. Die unvergessene mediale Heilerin Ascentia von der Tibetan Foundation heilte durch den Ton ihrer Stimme. Ich selbst bemühe mich um eine ganzheitliche naturheilkundliche Heilweise mit Schwingungen und Energien, die Körper, Geist und Seele heilt und die als »Natürliche Komplementär-Medizin« bezeichnet wird.

Die Künstlerin – Künderin der Schönheit des Lebens/ Die Muse – Inspiration

Die Künstlerin und die Muse gehören für mich zusammen. Ich sehe die eine als genauso wertvoll an wie die andere. Beide empfinden den Wert der Kunst als schöpferische menschliche Lebensäußerung, die hilft, sich selbst und das Leben besser zu verstehen, Sinn zu erkennen und deutlich zu machen, Menschen sowohl Lebensmut wie auch Lebensfreude zu vermitteln.

Die Künstlerin ist die Künderin der Göttin, die sich einer Kombination von Qualitäten und Fähigkeiten bedient: Empfänglichkeit und Verständnis für die Fülle der Schöpfung, ihre Entwicklungsmöglichkeiten und ihre Herausforderungen für die Menschen, der künstlerischen Ausdruckskraft in Verbindung mit handwerklichen Fähigkeiten, der Inspiration von Menschen durch eine Kunstaussage, die positiv bzw. zumindest konstruktiv ist. (Ich bezweifle übrigens, dass es eine spezifisch weibliche Kunst, wie es manche meinen, wirklich gibt oder geben kann – wenn wir dabei von den natürlichen Unterschieden der Tonlagen im übertragenen und im wörtlichen Sinne einmal absehen.)

> Der Selbstwert der Künstlerin erwächst aus den Empfindungen für die Schönheit und Fülle des Lebens und ihrer Fähigkeit, dies in Sinn stiftenden, kraftvollen Darstellungsformen auszudrücken, die andere Menschen positiv anrühren.

Die Dichter-Priesterin Sappho, die Pianistin Clara Schumann, die Sängerin Maria Callas, die Schriftstellerin Françoise Sagan, die Malerin Georgia O'Keeffe und die spirituelle New Yorker Malerin Trish Schwartz gehören zu den herausragenden Beispielen für Künstlerinnen. Die Musen – Musen für Männer! – bleiben meist unbekannt. Vielleicht kennen Sie aber den Spruch, der uns bestätigt: »Hinter jedem großen Mann steht eine große Frau.«

> Der Selbstwert der Muse besteht in ihrem absichtslosen »Sosein«, das einen anderen Menschen inspiriert, wobei sie diese Person stützt, fördert, liebt.

Die Amazone – Lebenskampf

Die Göttin in der Gestalt einer Amazone sehe ich in diesem Zusammenhang – nicht im historisch-mythologischen Sinne – als eine körperbewusste, unabhängige und kämpferische Frau, die ihr Überleben nicht von der Gnade der Männerwelt abhängig macht. Sie nimmt ihr Schicksal buchstäblich in die eigenen Hände und sichert mit Selbstbewusstsein, Intelligenz und der Fähigkeit, sich unter schwierigen Umständen zu behaupten, die notwendigen Lebensgrundlagen. Unabhängigkeit vom Manne ist aber nicht gleichbedeutend mit Ablehnung des Mannes!

Die Amazone ist leidenschaftlich, jedoch ohne sich von unklaren Gemütsbewegungen in ihrem Verhalten und in ihren Entscheidungen überfahren zu lassen. Sie kann durchaus die gleichberechtigte Partnerin eines aufgeklärten Mannes sein, der mit seinen weiblichen Qualitäten genausogut umgehen kann wie sie selbst mit ihren männlichen.

Als antike Vorbilder für das Wesen von Amazonen mögen die griechische Kriegsgöttin Athena und vielleicht auch die Jagdgöttin und Herrin der Tiere Artemis stehen. Moderne Amazonen im engeren Sinn sind einerseits wohl manche Sportlerinnen, andererseits aber auch die weiblichen Mitglieder einiger Armeen, wie der amerikanischen, israelischen und seit geraumer Zeit nun auch der deutschen.

> Der Selbstwert der Amazone erwächst aus ihrem Mut, sich dem Überlebenskampf zu stellen und auch »männliche« Qualitäten in sich auszuleben bzw. einzusetzen – und sich an ihrem Erfolg zu erfreuen.

Die Liebende – Spontane Lebenslust

Die Liebende ist die Verkörperung von Sinnlichkeit, von spielerischer Verführung und vibrierender Erotik, von rosaroter Verliebtheit und beglückender Liebe. Die liebende Frau erfährt und gibt Liebe in Zärtlichkeit und Verständnis genauso wie in der Dynamik ihrer Ekstase. Gerade die ungestümeren Äußerungen der liebenden Göttin verstören und verschrecken viele Männer – und manchmal auch uns Frauen selbst.

Es ist die Frau, die ihr Liebesempfinden als kostbares Geschenk betrachtet, die ihre Liebesfähigkeit hegt und ihre Liebe lebt, ungeachtet möglicher Angriffe auf ihren Ruf oder gar auf ihr Leben.

»Liebe ist das Einzige, was nicht weniger wird, wenn wir es verschwenden«, sagte Ricarda Huch. Und Simone Veil erkannte: »Die Liebe ist der Blick der Seele.« Was sollte man mehr noch sagen können?

Aphrodite ist ein klassisches Vorbild der Göttin, die sinnliche Frau, Verführerin, Geliebte, Initiatorin in die Geheimnisse der Liebeskunst und Liebende zugleich ist. In der hohen Kunst des Tantra wird ein weiterer Aspekt der Liebenden dargestellt, und die Frauen der berühmten Liebespaare der Weltliteratur bzw. Weltgeschichte sind ein dritter – von Héloise und Isolde zu Lola Montez und Wally Simpson.

> Der Selbstwert der Liebenden ist die natürliche und erhebende Lebensfreude an der sinnlichen und später geistigen Liebe, das Erleben von Liebesfülle als Selbstzweck.

Das kleine Mädchen – Wunderbare Welt

Das kleine Mädchen in uns ist unschuldig, naiv, abhängig (ohne das recht zu wissen) und geht mit kindlichem Erstaunen durchs Leben. Es versteht nicht, wozu es komplizierter Gedankenverrenkungen und gekünstelter Verhaltensweisen bedarf, um erwachsen zu werden und die Welt zu verstehen.

Das kleine Mädchen empfindet die Welt so, wie diese sich darbietet. Sie folgt ihren Sinnen und Gefühlen ohne Hintersinn, aber durchaus auch mit Eigensinn. Für das kleine Mädchen ist das Leben zunächst ein Traum (über Albträume des

> Der Selbstwert des kleinen Mädchens drückt sich in der Fähigkeit aus, sich über die Welt wundern zu können und über das Wunder des Lebens, der Schöpfung und des Bewusstseins zu staunen und die Welt so anzunehmen, wie sie aussieht.

kleinen Mädchens muss ich im Kapitel über Missbrauch leider auch etwas sagen). Da sich das kleine Mädchen leicht beeindrucken lässt, ist es leicht verführbar.

Ihr inneres kleines Mädchen winkt Ihnen aus glücklichen Momenten Ihrer Kindheit zu – »als die Welt noch einfach und in Ordnung war«. Blicken Sie zurück, schauen Sie nach innen, bitten Sie das kleine Mädchen, sich zu zeigen, auf Sie zuzulaufen. Umarmen Sie es ruhig, und Sie brauchen sich der Tränen nicht zu schämen, die vom beseligenden Gefühl ausgelöst werden, ein Stück Kindheitsglück wiederentdeckt und vor dem Vergessen gerettet zu haben.

Das kleine Mädchen symbolisiert die kindlichen Ideale von Glück, Liebe, Frieden, Harmonie und die Sehnsucht, diese wie im Märchen für immer erleben zu können. Romantische Vorstellungen vom Leben und von der Liebe gehören dazu, wie sie die Romanzenkönigin Barbara Cartland in ihren unvergleichlichen Romanen beschreibt. Shirley Temple spielte in ihren Kinderrollen Gesichter des kleinen Mädchens. Auch Alice im Wunderland ist ein solches kleines träumendes Mädchen – ersonnen von einem wundervollen Mann.

Die Verwirklichung – Zu einem neuen Bewusstsein

Diese Facetten der Göttin repräsentieren jeweils nur einen bestimmten Ausschnitt einer »Farbe« aus dem weiten Spektrum des Regenbogens. Sie finden weiter unten in diesem Buch eine Übung, um sich mit den Energien dieser Facetten und Farben verbinden zu können.

Mir geht es dabei vor allem um die Bewusstmachung der Verbindung und um die harmonische Verwirklichung von wichtigen Aspekten der Göttin auf dem Weg zu einer neuen alten Weiblichkeit, die individuell und sozial positive Wirkungen entwickeln kann.

Frauen können sich auf diese Weise heilen, ihre Partner und ihre Familien heilen helfen und Wesentliches zur Heilung der Gesellschaft und unserer Mutter Erde beitragen. Scheuen wir Frauen uns also nicht, uns hohe Ziele zu setzen, sie herbeizuwünschen, sie herbeizu»zaubern«: hohe Ziele wie ein goldenes Zeitalter für Einzelne und ganze Völkergruppen – Liebe, Verständnis und Harmonie als wichtige Energien im Zusammenleben –, selbstbewusste spirituelle Entfaltung als Sinn des Lebens.

Mittel und zugleich hohes Ziel ist ein neues Bewusstsein, ein neues bewusstes Sein. Die optimale Zeit, dieses Mittel auszuprobieren und dieses Ziel anzustreben, sind unsere besten Jahre, die vielfach »Wechseljahre« genannt werden – und doch eher »Erfüllungsjahre« heißen sollten. Die individuelle Grundlage dafür ist der Selbstwert von Frauen und die gesellschaftliche Basis eine neue Kultur der Weiblichkeit. Um beides verwirklichen zu können, müssen wir damit beginnen, die Kraft der Göttin in uns bewusst zu erspüren und in unserem Leben wirken zu lassen.

Um zum bewussten Sein zu gelangen, um den Weg zur »weisen« Frau zu gehen, müssen wir uns einige weibliche Grunderfahrungen des Lebens ansehen, häufig im Rückblick auf frühere Erlebnisse. Auch wenn diese Erfahrungen oft leidvoll waren, können wir sie jetzt – mit dem richtigen geistigen Verständnis – als Chancen karmischer, schicksalhafter Lehren aufgreifen, die uns helfen, uns als Mensch, als Frau und als Persönlichkeit weiterzuentwickeln.

Die meisten der so genannten Frauenbeschwerden braucht es überhaupt nicht zu geben, wenn wir Frauen wieder mehr wir selbst sind oder werden. Wenige andere, die sich aus dem normalen Auf und Ab im Leben einer Frau und den daraus folgenden zeitweiligen Schwankungen der körperlichen und seelischen Gesundheit ergeben, können im Normalfall mit sanften Therapien problemlos geheilt werden.

Ich spreche im ersten Teil dieses Buches bewusst Ideale an, damit wir bei der Beschäftigung mit Problemen, die sich möglicherweise im Lauf der Jahre angesammelt und zu emotionalen, gesundheitlichen Blockaden verdichtet haben, nie die Lösungsmöglichkeiten aus dem Auge verlieren, die uns die Kräfte der Göttin bieten.

Wer im Übrigen mit dem Begriff »Göttin« (Gott in uns) noch nicht so viel anfangen kann, hat vielleicht zum Bild des Engels einen leichteren Zugang. Der Engel kommt in Gestalt eines Menschen auf die Erde, um eine Reihe von irdischen Erfahrungen zu sammeln und daran seelisch-spirituell zu wachsen. Das Ziel dieser Entwicklung ist nicht eine utopische Vollkommenheit, die eben nur als Ideal gedacht, nicht aber auf der Erde verwirklicht werden kann, sondern die Weisheit, Chancen zur Verwirklichung zu nutzen und unlösbare Probleme oder Herausforderungen als solche zu akzeptieren. Denn wenn wir vollkommen wären, bräuchten wir nicht mehr zur Verwirklichung auf die Erde zu kommen.

Einige Qualitäten der Göttin haben wir sicher schon erfahren, andere noch nicht. In der folgenden Übung dienen Ihre eigenen Assoziationen, Bilder, Empfindungen und Bewusstseinserfahrungen als Hilfen für Sie, neue Dimensionen des Selbstwerts zu entdecken, die bereits in Ihnen existieren und nur darauf warten, dass Sie sie für Ihr Leben nutzen.

Kraftzentren der Weiblichkeit

Im menschlichen Körper gibt es bestimmte Zentren, in denen sich Kräfte konzentrieren bzw. durch die Kräfte wirken – und zwar sowohl physiologische wie psychische und sogar geistige Energien. Diese Kraftzentren – die in der indischen Yogalehre »Chakras« heißen – hängen mit unserem Drüsensystem zusammen. Das so genannte endokrine oder innersekretorische Drüsensystem wiederum hat unmittelbar mit unserem Hormonhaushalt – unter anderem mit der Vitalität und Funktion von Keimdrüsen, Nebennieren, Thymusdrüse, Schilddrüse, Hirnanhangsdrüse (Hypophyse) sowie Zirbeldrüse (Epiphyse) – und mit unserem physischen und emotionalen Gesamtzustand zu tun.

Wie gesagt kann nach meiner Erfahrung Gesundheit im weitesten Sinne nur dann entstehen und bestehen bleiben, wenn wir uns als ganze Menschen in harmonischen Schwingungen befinden. Voraussetzung für psychische Gesundheit ist geistige und spirituelle Harmonie, für körperliche Gesundheit emotionale Harmonie. Umgekehrt gibt es auch eine gewisse Einwirkung, die aber nicht so intensiv ist. Grundsätzlich wirkt die jeweils höhere Dimension stärker – wenn auch subtiler und »unbegreiflicher«, also weniger materiell – auf die jeweils niedrigere Ebene ein.

In der folgenden Übung geht es um spirituelle und emotionale Impulse, die emotionale und physische Empfindungen auslösen, Blockaden ansprechen, alte Muster aufdecken und unseren Zellen neue, positive Eindrücke einprägen. Auf diese Weise legen Sie ein brauchbares Fundament für die Stärkung Ihres Selbstwerts.

Parallel dazu vollzieht sich durch die Harmonisierung der geistigen Kraftzentren auch ein Ausgleich in unserem körperlichen Drüsensystem. Dieser Ausgleich begünstigt auf nachhaltige Weise die Heilung von so genannten Frauenleiden vor, in und nach den Menses sowie in der Menopause und wirkt komplementär und ergänzend zur naturheilkundlichen Behandlung.

Wir bemühen uns also sowohl um heilende Entwicklungs- und Bewusstseinprozesse als auch gleichzeitig um psychosomatisch und physisch wirksame natürliche Therapien. Dies ist der Kern der von mir entwickelten Natürlichen Komplementär-Medizin.

Legen Sie eine schöne Musik auf, vielleicht Panflöte und Orgel mit Zamfir, Flötenstücke von Jean-Claude Mara, C. Deuters »Land of Enchantment« oder die Meditations-CD »Entspannungsreise zur Stärkung der weiblichen Kraft«.

Machen Sie es sich bequem, lassen Sie sich auf eine Phantasiereise führen, bei der Sie ruhig immer wieder einmal innehalten, die Augen schließen und sich selbst empfinden und nachspüren können. Diese Reise führt durch wesentliche körperliche Kraftzentren und Bewusstseinsdimensionen. Sie können den Text auch als Meditations- und Entspannungsanleitung verwenden.

Atmen Sie einige Male vertieft ein und aus, und lassen Sie mit dem Ausatmen die Alltagsgedanken und Sorgen fahren. Wenden Sie dann Ihre Aufmerksamkeit zur Wurzel des Rückgrats, in die Steiß-

> Im Basiszentrum in der Steißbeingegend wurzeln die Lebenskräfte.

beingegend, dort, wo im so genannten Basiszentrum auch die Lebenskräfte wurzeln. Stellen Sie sich vor, dass dort ein klares, helles Licht in Weiß und Magenta erstrahlt, wie ein Strahlenkranz. Aus der Mitte dieses Strahlenkranzes erwächst langsam eine Pfingstrose, die vor Ihren Augen ihre weißen und magentaroten Blütenblätter entfaltet. Sie riechen den feinen Duft von Pfingstrosen und hören den Klang einer Panflöte aus der Ferne, der näher zu kommen scheint. In der Mitte dieser Blüte, die sich in Ihrem Basiszentrum am Steißbein geöffnet hat, verdichtet sich das Licht, bricht auf, und Sie sehen eine Frau wie eine Göttin in einem weit fließenden, langen Gewand mit einem strahlenden Gesicht auf Sie zutreten und dann innehalten. Sehen Sie sich diese Frau an, betrachten Sie ihr Gesicht. Erkennen Sie das Gesicht? Haben Sie es schon einmal gesehen? Sind Sie es womöglich selbst, als ob Sie in einen Spiegel schauen? Die Göttin tritt etwas näher und winkt Ihnen mit einer einladenden Geste zu, mit ihr zu kommen. Sie spüren, wie ein feiner Strom von Energie vom Basiszentrum in Ihrem Körper emporsteigt und sich überall verbreitet und Sie auf nicht gekannte Weise belebt und leicht werden lässt. Zum Duft der Pfingstrosen riechen Sie nun auch weiße Lilien. Die Göttin schwebt mit Ihnen in die Himmel empor, durch weiße Wolken hindurch, wie getragen von den

Melodien der Panflöte und der seltsamen belebenden Energie, die von ihr ausgeht. Sie fliegen hinauf in die Weiten des Alls, den Sternen entgegen – und spüren mit einem Mal, dass Sie jetzt entscheiden

Aus dem Sexualzentrum steigen wohltuende Wellen der Wärme im Körper empor.

können, wohin die Reise gehen soll: Sie selbst können jetzt mit der Göttin eins werden, mit ihr verschmelzen und ihre Kräfte in sich aufnehmen. Wie fühlen Sie sich dabei? Sie gönnen sich genügend Zeit, Ihre Reise so fortzuführen, wie Sie es jetzt mögen.

Die Göttin löst sich nun wieder aus Ihnen und schaut Sie unverwandt an, und Sie blicken ebenfalls direkt in ihre Augen. Die Göttin übermittelt Ihnen, dass Sie ihre verschiedenen Kräfte jederzeit in Anspruch nehmen können, wenn Sie sich ihr zuwenden. Atmen Sie zum Schluss einige Male bewusst und vertieft ein und aus, kommen Sie wieder zu sich hierher zurück und stellen Sie fest, ob Sie sich jetzt anders fühlen, kraftvoller vielleicht, freier, offener und selbstbewusster.

Lenken Sie Ihre Aufmerksamkeit in Ihr Becken, in Ihr Sexualzentrum. Wohltuende Wellen der Wärme steigen daraus auf, Sie sehen die rote Glut eines Kaminfeuers und ab und an gelbe, blaue und weiße Flammen an den glühenden Holzscheiten hochzüngeln. Eine sinnliche Frau liegt auf einem warmen, weichen Fell vor dem Feuer und dehnt und reckt sich wohlig, während sie das seidige Fell einer halbwilden Katze krault. Sie lauscht erregenden Melodienfolgen einer Klarinettenmusik – im Raum schwebt ein Duft von Patchouli. Sie versetzen sich in diese Frau hinein und bemerken mit einem Male, dass Sie dadurch magische Kräfte gewinnen, Ihre erotischen Wünsche und Sehnsüchte zu verwirklichen. Überlassen Sie sich einige Zeit den Bildern und Empfindungen, die Sie dabei erleben, ganz

> Im Kraftzentrum Hara ruhen unsere physische Sicherheit und unser irdischer Schwerpunkt.

gleich, in welche phantastischen Abenteuer oder Erfahrungen Sie sich selbst führen mögen. Danach atmen Sie erneut vertieft ein und aus und richten Ihre Aufmerksamkeit wieder auf Ihre Situation jetzt. Gibt es etwas, was Sie gern aus dem Bereich der Phantasie in die Ebene der irdischen Wirklichkeit übertragen würden? Fragen Sie die Frau vor dem Kamin bei Ihrem nächsten Besuch, wie Sie das tun können. Sie werden mit Sicherheit eine hilfreiche Antwort erhalten.

Spüren Sie nun in Ihrem Unterbauch hinein, etwa zwei oder drei Fingerbreit unterhalb des Bauchnabels. Dort ist das Kraftzentrum, das in Japan Hara oder Erdmitte heißt und in dem unsere physische Sicherheit und unser irdischer Schwerpunkt ruht. Stellen Sie sich dort den großen, orangefarbenen Ball der aufgehenden Morgensonne vor, wie er dicht über einem weiten Horizont hinter dem Morgendunst über der Erde auftaucht. Eine Frau steht amazonengleich, leicht breitbeinig und selbstsicher, mit wehendem Haar auf offener Steppe. Wilde Pferde galoppieren auf sie zu – ihre Hufe klingen wie rhythmische Trommelschläge. Die Frau geht mit ruhigen Schritten auf Sie zu, und Sie gehen ihr ebenfalls entgegen. Sie stehen sich nun gegenüber. Die Amazone bringt einen angenehmen Hauch wie von Sandelholz und Zypressen mit sich. Ist diese unabhängig wirkende Frau, diese Amazone, jemand, den Sie kennen? Sind Sie es vielleicht sogar selbst? Fragen Sie die Frau, welche Kraft oder welche Fähigkeit, die Sie jetzt in Ihrem Leben brauchen, sie Ihnen geben kann. Öffnen Sie sich für Ihre Antwort, und nehmen Sie die dynamische Qualität der Kraft oder Fähigkeit in sich auf. Erspüren Sie, wie die Energie vom Hara-Zentrum der Amazone zu Ihrem Hara im Unterbauch hinüberfließt und in allen Körperzellen eine Resonanz auslöst.

Im Zentrum für die Aufnahme von Sonnenenergie sitzt die innere Heilerin.

Fühlen Sie, wie Sie jetzt schon selbstsicherer, gelassener, mutiger, natürlicher und gestärkter sind. Freuen Sie sich einige Zeit an diesem neuen oder intensiveren Gefühl. Die Amazone verabschiedet sich von Ihnen wieder und geht auf den Horizont zu, mitten in den orangefarbenen großen Sonnenball hinein. Sie atmen wieder etliche Male vertieft ein und aus und kommen in Ihre hiesige Wirklichkeit zurück.

Wenden Sie Ihre emotionale und spirituelle Bewusstheit auf die Mitte links vom Magen – auf das Zentrum für die Aufnahme von Sonnenenergie. Hier ist der Sitz Ihrer inneren Heilerin, Ihre innere Heilerin ist eine Frau in einem wallenden Gewand wie aus goldenem Licht. Sie steht auf der blaugrünen Erde, fast als ob sie jeden Moment nach oben schweben würde – zu ihren Füßen eine Schlange mit erhobenem Haupt und saphirblitzenden Augen, über ihrem Kopf kreist ein Adler mit weit ausgebreiteten Schwingen. Die rechte Hand der Heilerin ist zur Sonne gestreckt, die ihre Strahlen in die Mitte der Handfläche ergießt. Ihre linke Hand wendet sie Ihnen zu. Aus der Mitte der Handfläche fließt eine goldene Flüssigkeit direkt in jenes Organ oder jenen Teil Ihres Körpers, der Heilung benötigt.

Mit dieser goldenen Flüssigkeit strömt der Duft von Honig und Eukalyptus in Sie ein – und Melodien einer Querflöte, die aus einem Chorgesang herausklingen. Dieser Chor singt und summt den Urton OM, der Ihr ganzes Wesen erfasst und mit heilsamen Schwingungen durchflutet. Genießen Sie diese Schwingungen einfach. Zum Schluss atmen Sie wieder einige Male vertieft und prägen sich die Erinnerung an die heilsamen

Schwingungen sozusagen in allen Zellen ein. Dann lösen Sie sich von diesem Bild und kehren hierher zurück.

Spüren Sie jetzt in den Solarplexus hinein – zwischen Bauchnabel und Brustbeinende, dort, wo manchmal »Schmetterlinge« flattern. Dorthin sinkt im Schlaf unser Bewusstsein zunächst ab, um sich dann in die Astralwelten der Träume zu erheben. Versenken Sie sich in das intensive, üppige Grün einer sanften Hügellandschaft, in der Dörfer, Wiesen und Wälder harmonisch nebeneinander liegen. Sie sehen glückliche und friedfertige Menschen bei der Feldarbeit und auf den Märkten und Straßen. Dort ist das Reich der souveränen Herrscherin.

> Vom Zentrum des Solarplexus erhebt sich im Schlaf das Bewusstsein in die Astralwelten der Träume.

Schauen Sie sich in der Landschaft um, wo Sie die Herrscherin sehen. Sie erblicken sie schließlich – sie sitzt auf einem Freisitz wie auf einem Thron mitten in der Natur, in einem smaragdgrünen Gewand. In der rechten Hand hält sie eine Erdkugel ins Licht empor, mit der linken krault sie einer zutraulichen Löwin den Nacken, die sich imposant zu ihren Füßen gelegt hat. Hinter ihr steht ein Fanfarenquartett, deren Musik wie eine Ankündigung für ein wichtiges Ereignis wirkt. Die Herrscherin sieht Sie an und ruft Ihren Namen. Vielleicht eher bebenden Herzens treten Sie näher – die Löwin mag Ihnen nicht nur imposant, sondern auch etwas furchterregend erscheinen. Sie werden von schweren Düften von Bergamotte und Zeder umweht. Während Sie näher kommen, überträgt sich etwas von der Sicherheit der Herrscherin auf Sie – Sie spüren, wie Sie das Wesen der Löwin verstehen lernen. Sie bleiben vor der Herrscherin stehen, die Löwin erhebt ihren Kopf und beginnt, mit rauer Zunge an Ihrer rechten Hand zu lecken, die Herrscherin legt die Weltkugel in Ihre linke Hand und fordert Sie auf, hinzusehen. Wie in einer zauberhaften Kristallkugel sehen Sie den Verlauf Ihres bisherigen

Lebens – Höhepunkte, Herausforderungen und bislang ungelöste Probleme. Sie sehen, in welchen Situationen und unter
welchen Umständen Sie Ihr Leben souverän führten – und
wann eher nicht. Schauen Sie sich besonders jene ein, zwei
oder drei Verhaltensmuster an, durch welche Sie sich selbst
bislang in Ihrer Souveränität eher behinderten. Fragen Sie die
Herrscherin, welche Ratschläge sie Ihnen geben kann, um mit
diesen Problemen umzugehen. Beherzigen Sie diese Ratschläge, und bereiten Sie sich innerlich darauf
vor, dass Sie diese auch in Ihrem Alltags-
leben anwenden. Sie geben der Herrscherin nun die Kristallweltkugel wieder zu-
rück und verabschieden sich. Nehmen Sie ein Gefühl neuer
Selbstsicherheit mit! Sie atmen einige Male tiefer und wenden
Ihre Aufmerksamkeit Ihrer jetzigen Situation zu.

Spüren Sie in Ihren Brustraum hinein, in die Brustmitte, an
den Sitz des Herzzentrums – also nicht nach links zum physischen Herzen. Lassen Sie Ihre Phantasie bunte Wiesen aus-
malen, auf denen kleine Kinder und junge Tiere spielen.
Friedlich grasen Büffelkühe, linde Lüfte bringen Düfte von
Melisse mit sich, Violinen spielen fröhliche Weisen. Ein
romantisches Urbild eines Paradieses bietet sich Ihren Augen
und Empfindungen dar. Über dieser Idylle schwebt, offensichtlich von Kindern und Tieren unbemerkt, eine liebevolle
Gestalt mit einem Gewand aus Rosenblütenblättern, die das
Inbild der Urmutter darstellt. Sie lässt aromatisch duftende
zarte Blütenblätter von rosafarbenen Rosen herabregnen. Sie
befinden sich nun inmitten der Landschaft, sehen die schwe-
bende Frau, die Ihnen ein besonders großes rosafarbenes
Blütenblatt zuwirft und Ihnen bedeutet, dieses Blütenblatt
an Ihr Herz zu drücken und sich dabei etwas zu wünschen.
Sie fangen das rosafarbene Zauberblatt auf, setzen sich zwischen die Blumen auf die Wiese, schließen die Augen und

Das Herzzentrum
liegt in der Mitte
des Brustraums.

46

denken an Ihren sehnlichsten Herzenswunsch. Dabei drücken Sie das Blütenblatt sanft an Ihre Brust, mitten auf das Herzzentrum. Sie öffnen sich jetzt vertrauensvoll für die innere Stimme und die intuitive Weisheit, die Ihnen bedeuten werden, wie Ihr Herzenswunsch in Erfüllung gehen kann. Dieser Einblick mag sich in Form eines Bildes, einer Idee, eines Gefühls oder individuell anders ausdrücken. Lassen Sie sich auf die Energie Ihrer inneren Antwort liebevoll ein, nehmen Sie sie als ein Geschenk aus höheren Bewusstseinsdimensionen an. Verinnerlichen Sie diese Energie so gut, wie es Ihnen möglich ist.

Bleiben Sie in dieser wunderschönen Landschaft. Lenken Sie Ihre Aufmerksamkeit etwas höher auf das Thymuszentrum: oberhalb des Herzzentrums, unterhalb des Schlüsselbeinansatzes. Sie spüren, wie Sie fröhlicher, vielleicht sogar deutlich glücklicher geworden sind. Gehen Sie durch die Wiesen, bis Sie zu einem lauschigen Bachlauf kommen, an dem ein kleines Mädchen spielt. Vögel fliegen zwitschernd, Schmetterlinge flattern wie bunte Farbkleckse durch die Luft, im Haselstrauch tollt ein Eichhörnchen. Hier weht ein Hauch von frischer Limone, ab und an dazwischen ein gemütlicher Zimtduft. Das kleine Mädchen in einem gelb-grünen Kleidchen spielt Lieder auf der Blockflöte – ein Bild natürlicher Unbekümmertheit. Gehen Sie näher, blicken Sie das kleine Mädchen an. Erkennen Sie es? Sie selbst sind das kleine Mädchen, das voller Vertrauen in die Güte der Erde und des Lebens und voller Selbstvertrauen das Geheimnis Leben jauchzend und spielerisch erfährt. Werden Sie zu diesem kleinen Mädchen, erfüllen Sie sich all die Kindheitswünsche, die so lange schon verdrängt und verborgen in Ihnen ruhen – und freuen Sie sich auch, wenn Tränen fließen und alte Gefühlsblockaden wegschwemmen. Als kleines Mädchen sind Sie

> Oberhalb des Herzzentrums, im Thymuszentrum wohnt das kleine Mädchen.

noch und wieder ganz Sie selbst – mit allen Wünschen und Idealen, mit der ganzen Leichtigkeit des Seins. Verabschieden Sie sich dann wieder aus dieser Landschaft und vergewissern Sie sich, dass Sie jederzeit hierher zurückkehren können. Atmen Sie erneut einige Male vertieft ein, kehren Sie bewusst in Ihre derzeitige Situation zurück und klopfen Sie mit den Fingerspitzen beider Hände locker auf die Stelle der Thymusdrüse zwischen Brustmitte und Halsansatz.

Wenden Sie Ihr Bewusstsein nun auf den Hals, auf das so genannte Kehlkopfzentrum. (Wenn Sie Probleme mit der Schilddrüse haben, werden Sie diesen Übungsteil vielleicht auslassen wollen!) Das Kraftzentrum des Kehlkopfs ist die esoterische Entsprechung zur Fähigkeit des Menschen, schöpferische Kräfte in sich nicht nur zu entdecken und zu empfinden, sondern auch auszudrücken. Für Frauen ist der kreative Ausdruck ein besonders wesentlicher Schlüssel zur Erfahrung des Selbstwerts. Versetzen Sie sich in eine Künstlerinnenwerkstatt einer beliebigen Epoche und einer beliebigen Kultur. Sie sehen in dieser Werkstatt Frauen in türkisfarbenen

Im Kehlkopfzentrum kommen schöpferische Kräfte zum Ausdruck.

Roben bei den unterschiedlichsten Tätigkeiten. Einige spielen Musik auf den verschiedensten Instrumenten und singen, andere malen, weitere proben ein Theaterstück, wieder andere bereiten Pflanzentinkturen zu – es riecht nach Flieder und Muskatnuss. Sie sehen auch Frauen, die schreiben, und solche, die sich angeregt miteinander unterhalten. Schauen Sie sich die Vorgänge in Ruhe an, hören Sie zu. Eine Frau wendet sich jetzt Ihnen zu und bittet Sie, zu sagen, welche Tätigkeit Sie gern lernen oder ausüben möchten. Während diese Frau zu Ihnen spricht, wenden sich alle anderen Frauen ebenfalls Ihnen zu und möchten offensichtlich nichts von Ihrer Antwort versäumen. Sie stellen sich in die Mitte der Werkstatt und sagen klar, deutlich und ruhig, woran Sie gern arbeiten möchten und warum Sie das möchten. Nachdem Sie gesprochen haben, geht ein Strahlen der Freude über die Gesichter – die Künstlerinnen nehmen Sie in ihrem Kreise auf. Sie begeben sich an die Tätigkeit Ihrer Wahl. Welches Thema wollen Sie behandeln? Was für eine schöpferische Aussage möchten Sie wozu machen? Sie erleben sich, wie Sie diese künstlerische Aussage gestalten. Nehmen Sie dann wieder Abschied von Ihren Schwestern in der Werkstatt und nehmen Sie die Freude und das Glück über die gelungene kreative Arbeit mit. Atmen Sie mehrere Male tief ein und kommen Sie zurück in Ihre Lebenssituation hier.

> Das Kraftzentrum des »Dritten Auges« lässt uns auf spirituelle Bewusstseinsebenen sehen.

Neben unseren physischen Augen besitzen wir Menschen auch noch ein geistiges Auge, das so genannte »Dritte Auge«. Es steht in enger Beziehung zur Hypophyse und erlaubt uns, auf spirituelle Bewusstseinsebenen jenseits der materiellen, physischen Sehfähigkeit zu schauen – im Traum, in Visionen, bei Phantasie- bzw. Astralreisen und in der Meditation. Frauen haben aufgrund der Betonung der intuitiven Fähigkeiten über die größere Aktivität der rechten Gehirnhälfte eine natürliche Veranlagung, mit diesem »Dritten Auge« wahrzunehmen. Die Priesterinnen des Altertums waren Seherinnen. Mit der folgenden kreativen Visualisierung werden Sie Kontakt zur Seherin in sich aufnehmen können.

Atmen Sie einige Male vertieft aus, lassen Sie wieder bewusst alle Sorgen und Belastungen des Alltagslebens mit der Ausatmung aus sich ausströmen. Stellen Sie sich eine tiefblaue Vollmondnacht an einem See vor. Eine kleine Insel hebt sich schwach vor dem funkelnden Sternenhorizont ab. Zwölf Frauen in weißen Kleidern und mit wehenden Haaren stehen in der leichten Brise der Nacht und bilden einen Kreis. Lavendel- und

Weihrauchduft erfüllt den Kreis, aus dem Klänge von Glasschalen und Zimbeln ertönen.

Die Frauen sind Priesterinnen. Sie zelebrieren ein Ritual. Sie strecken die Hände empor, als wollten sie nach dem Vollmond greifen. Eine Frau löst sich aus der Gruppe und geht zum Wasser. Sie selbst sind diese Frau. Sie stehen am Wasser und blicken ruhig und klar in das Spiegelbild der weißen Mondscheibe. Sie schauen sehr lange mitten hinein in die Mondscheibe, die sich im Wasser spiegelt. Aus der Tiefe des Wassers perlen silberne Luftbläschen herauf, die Mondscheibe im Wasser verwirbelt in einem Spiralstrudel. Aus dem Wasser taucht ein Delphin auf, der Ihnen einen blauen Edelstein bringt. Sie begreifen, dass dieser Stein eine geheime Botschaft für Sie birgt. Sie schreiten zurück zum Kreis der Frauen mit dem blau funkelnden Kristall in beiden Händen und halten ihn im Kreis empor zum Mond. Das Mondlicht bricht sich funkelnd in diesem Kristall. Sie empfangen jetzt die im blauen Edelstein verborgene Botschaft: auf welche Weise Sie persönlich die Kraft der Priesterin in Ihrem Leben in sich wecken können. Sie erfahren, welche Rituale, welche Übungswege, welche Meditationen Ihnen helfen werden, als Priesterin für sich und andere den Kontakt zur großen Göttin aufzunehmen und zu pflegen. Lassen Sie sich Zeit, alle bedeutsamen Einsichten ruhig und klar aufzunehmen. Blicken Sie zum Schluss noch einmal in das Funkeln des Edelsteins, atmen Sie vertieft ein, und kehren Sie langsam in die jetzige Situation zurück.

Spüren Sie nun in den Raum über Ihrem Kopf. Stellen Sie sich vor, dass Sie aufwärts blicken in gleißendes weißes und klares violettes Licht. Lassen Sie sich von diesem Licht nach oben tragen, über Ihren Körper hinaus. Sie sehen eine Traumlandschaft, in der auf schroff abreißenden Klippen eine Frau in das Wetterleuchten eines fernen Horizonts blickt. Über dieser Frau kreist ein weißer Horusfalke mit golden blitzenden Sprenkeln auf dem Gefieder. Sie kommen der Frau näher und beobachten sie. Sie scheint sich in Trance zu befinden – unbewegten Auges blickt sie in die Himmel. Sie trägt ein Kleid aus weißen und hellvioletten Lichtstrahlen, dem der Duft von Nelke und Sassafras entsteigt. Die Frau blickt weiter über den Horizont, während sie zwei Steine in die Hände nimmt und gegeneinander schlägt. Statt des erwarteten Steinschlags beginnen die Steine wie zwei Glocken zu klin-

> Das Licht im Zentrum über Ihrem Kopf trägt Sie über den Körper hinaus.

gen, einer heller, der andere dunkler. Als Echo antworten die Himmel mit immer heftigerem Wetterleuchten und Donnerhall. Da wendet sich die Frau um, blickt Ihnen geradewegs in die Augen und beginnt zu sprechen: »Welche Frage über dein Leben hast *du?* Welche Frage ist deine wichtigste Frage?« Sie blicken der Prophetin ebenfalls in die Augen und stellen Ihre Fragen. Öffnen Sie sich für die Antwort, gleich, auf welche Weise sie kommen mag und wie sie lautet. Nehmen Sie die Antwort an. Die Prophetin wendet sich wieder von Ihnen ab und schaut erneut in die Himmel über dem Horizont. Sie lassen sich vom weiß-violetten Licht zurück in Ihren Körper tragen. Erwägen Sie jetzt die Antwort einige Augenblicke – was bedeutet Ihnen die Antwort? Wie können Sie sie in Ihrem Leben nutzen? Atmen Sie etliche Male verstärkt ein und aus, entspannen Sie sich, schütteln Sie Ihren Körper aus, trinken Sie einige Schlucke kühlen Wassers und benetzen Sie auch Gesicht, Stirn, Schläfen und Nacken mit kühlem Wasser, um wieder ganz im Hier und Jetzt zu sein!

Sie haben vieles erfahren, und sicherlich auch Erlebnisse gehabt, die im Text gar nicht vorgezeichnet waren. Das menschliche Bewusstsein lässt sich ja nicht begrenzen. Diese Übungsvorschläge sollten dazu dienen, Ihnen erste positive Impulse zu vermitteln.

Vielleicht wollen Sie bei einer Wiederholung dieser Übung etwas anders machen, etwas ergänzen oder verändern. Vielleicht möchten Sie zum Beispiel beim Durchspüren der verschiedenen Stationen nicht immer mit vertieftem Atmen »zurück«kommen, sondern in einer Art transzendenten Bewusstseinszustands bleiben. Ich habe diese Pausen eingeschoben für Frauen, denen solche Übungen bislang noch neu sind – damit Sie die einzelnen Schritte auch zeitlich voneinander getrennt machen können. Das empfiehlt sich ohnehin, wenn Sie die Kräfte eines bestimmten Zentrums intensiver entfalten wollen. (Im Anhang ist eine Adresse genannt, über die Sie CDs mit Meditationsanleitungen beziehen können.)

Ursachenkomplexe für so genannte Frauenleiden

Familienbeziehungen in der Kindheit

Inzwischen ist praktisch von allen psychologischen Forschungs- und Therapierichtungen die Bedeutung des Elternhauses und des Verhältnisses zwischen Eltern und Kindern für die spätere Entwicklung und für charakteristische Problemkonstellationen hinlänglich erkannt worden. Ich möchte auf jeweils drei idealtypische Kategorien von Vater- und Mutterbeziehungen und ihre Wirkungen auf Frauen eingehen – mehr aufgrund der Erfahrungen in meiner Naturheilpraxis als auf der Basis wissenschaftlicher psychologischer Theorien. Dabei führe ich nur nur jene Konstellationen an, die eine bestimmte Problematik schon von vornherein nahe legen.

Der strenge Vater

Väter, welche die weiblichen Qualitäten bei ihren Töchtern unterdrücken, haben diese Energien bei ihrer eigenen Mutter gehasst bzw. immer unter der Angst vor der ihnen unverständlichen Weiblichkeit gelitten, während sie sich insgeheim nach zärtlicher weiblicher Liebe sehnten. Die Folge ist, dass Väter dann versuchen, alles an fraulichen Merkmalen bei ihren Töchtern zu verneinen.

> Strenge Väter negieren die fraulichen Merkmale an ihren Töchtern.

Meist sind solche Frauen später sehr freiheitsliebend und »brauchen« erst einige Partner, bis sie den richtigen Mann für sich gefunden haben – der sich von ihrer Kraft nicht erschrecken lässt. Solche Frauen übernehmen gern mit (unbewussten?) Rachegefühlen eine Führungsrolle in der Partnerschaft. Sie werden meist erst später in ihrem Leben Kinder gebären.

Die erwachsen gewordene Tochter eines strengen Vaters tendiert dazu, die femininen Seiten ihrer Weiblichkeit und typisch weibliches Rollenverhalten herunterzuspielen. Sie hat sich angewöhnt, Beschwerden in den Menses zu unterdrücken oder zu verdrängen, weil sie mit weiblichen Unpässlichkeiten früher Missfallen erregte.

Für die Menopause kann man Töchtern strenger Väter generell raten, die eigenen Gefühle liebevoll anzunehmen und spätestens jetzt ihren Selbstwert richtig zu definieren: Es ist in Ordnung, dass Sie sowohl weiblich schwach wie auch weiblich stark sind!

Der gutmütige Vater

Er erlaubt (fast) alles – aus Bequemlichkeit und/oder aus Scheu vor Verantwortung bzw. schlechtem Gewissen, weil er sich zu wenig um seine Tochter kümmert. Sie kann später nur schwer einen passenden Partner finden bzw. kommt mit Partnern nur schwer zurecht. Sie will vom Partner ebenso mit Geschenken überhäuft werden, die sie als Signale der Liebe kennen gelernt hat.

Töchter von gutmütigen Vätern finden schwer einen passenden Partner.

Ihr Selbstwert wird stark von materiellen Gütern bestimmt. Solche Frauen sind oft in Bezug auf Erotik recht »verklemmt«, sie setzen Sexualität gern als »Ware« ein. Körperliche Symptome sind häufig Verstopfung und Stauungen von Lymphe und Blut.

Frauen mit solchen Vätern haben oft tiefe Gefühlsbindungen und echte Liebe – jenseits von finanziellen Zuwendungen oder Bequemlichkeiten – noch nicht kennen gelernt. Bei manchen setzen Symptome der Menopause vorzeitig ein. Die Lernaufgabe in den Wechseljahren ergibt sich vor allem aus den entsprechenden Symptomen. Allgemein aber sollten solche Frauen aktiv lernen, ihr Herz zu öffnen und Gefühle ohne Erwartungen auf Gegenleistungen zu geben.

Vaterlos aufgewachsene Töchter

Durch die Mutter wird die vaterlos aufgewachsene Tochter entweder mit utopischen Idealvorstellungen von einem Mann »vorprogrammiert« oder durch übertriebene, aufgrund von Enttäuschungen entstandene Negativbilder in ihrer Offenheit gegenüber dem anderen Geschlecht »blockiert«: Sie misst ihren (potenziellen) Partner später an überzogenen Idealen oder ist von vornherein voller Misstrauen und Verachtung gegenüber Männern.

Vaterlos aufgewachsene Töchter haben übertriebene Männerideale, oder sie verachten Männer.

Solche Töchter müssen für sich meist die Wirkungen eines Selbstwertmangels klären, der sich – vor allem in ihrem Kindheitserleben – daraus ergibt, dass ihnen im Vergleich zu Schulfreundinnen etwas »fehlt«, nämlich der Vater.

Ihre Mütter leiden in den Menses und in ihrem Klimakterium – besonders wenn sie keinen echten Partner mehr gefunden haben – unter gereiztem oder zwiespältigem erotischem Verlangen, gemischt mit Verachtung für die Männer, die es einem »doch nie recht machen« können, dazu oft unter starken, schmerzhaften Perioden und einem deutlich spürbaren Übergang zur Menopause. Ihre Töchter spiegeln später ein ähnliches Bild unbewusst wider.

Solche Frauen müssen erkennen lernen, dass die Abwesenheit eines Mannes kein Manko ist und dass es innere Werte gibt, auf denen der Selbstwert von Frauen und Männern beruht.

Die anpassungswillige Mutter

Die anpassungswillige Mutter wird von ihrem Mann »untergebuttert«, obwohl sie über große, wertvolle Kräfte und Herzenswärme verfügt. Sie könnte durchaus auch ohne ihren Mann ihre Frau stehen – traut sich aber nicht, zu widersprechen oder das Heft auch äußerlich sichtbar in die eigene Hand zu nehmen. Ihre Liebe und Zärtlichkeit kommt ihren Kindern zugute, weil ihr Mann damit nichts anzufangen weiß.

Weil sie aber ihre weiblich-männlichen Kräfte nicht lebt, sondern lange Zeit unfrei angepasste Verhaltensweisen entwickelt hat, kann diese Mutter ihrer Tochter in deren Pubertät nicht mehr offen und frei zur Seite stehen.

Die Tochter »lernt« daraus, weibliche Gefühle und weibliche Vorgänge – wie Menses und Sexualität – erst vor dem Vater zu verbergen, später dann vor ihren Partnern.

Töchter von anpassungswilligen Müttern verbergen ihre Weiblichkeit.

Bei der Menstruation erleben solche Frauen oft Krämpfe als psychosomatischen Ausdruck aufgestauter Gefühle.

In – am besten natürlich vor – der Menopause müssen solche Frauen lernen, ihren Gefühlen frei und selbstbewusst Ausdruck zu verleihen. Wenn der Partner nicht als das richtige Gegenüber dafür erscheint, sind Frauenseminare oder -workshops sinnvoll.

Die gefühlsarme Mutter

Diese Mutter ist von Männern – ihrem Ehemann, ihrem Partner oder häufig schon von ihrem Vater – abgrundtief enttäuscht worden. Sie wurde mit ihren Problemen zu oft allein gelassen. Übertriebener Gebrauch von Genussgiften wie Alkohol oder Zigaretten, aufdringliche Geselligkeit und Kaufwut oder Geiz kennzeichnen Ersatzmittel für diese Frauen, weil sie echte Gefühle nicht mehr entwickeln können. Selbst viele Geschenke sind dann nur ein Zeichen des schlechten Gewissens, nicht der Herzenswärme.

Die Töchter gefühlsarmer Frauen leiden unter dem Mangel an herzlicher Gefühlsverbindung und Zärtlichkeit.

Die Töchter richten ihre Wertvorstellungen dann gern nach Freundinnen oder Zeitidolen. Sie werden in der Pubertät »analytisch« von ihren Müttern aufgeklärt, sind sich aber über den Wert von Weiblichkeit (noch) nicht bewusst.

Die Menstruation kann unregelmäßig sein, oder sie wird manchmal sogar ganz unterdrückt. Es ist für solche Frauen heilsam, ihren aufgestauten Tränen eine Zeit lang freien Lauf zu lassen – spätestens in der Menopause werden sie sich ohnehin Bahn brechen.

Wer mutterlos aufgewachsen ist, erfährt heutzutage viel vom oft häufigen Wechsel der Partnerinnen des Vaters. Diese Töchter bzw. Frauen lernen unwillkürlich, andere Frauen – und womöglich sogar sich selbst – zu verachten. Aufgrund ihrer Beobachtungen lernen sie, mit Männern »umzugehen«. Manche dieser Frauen negieren ihre Weiblichkeit, andere bringen sie manipulativ zur Geltung.

In den Menses treten meist Kopfschmerzen auf. Spätestens zur Menopause hin sollten mutterlos aufgewachsene Frauen lernen, mit ihrer inneren Göttin und ihrer inneren Urmutter einen innigen Kontakt zu pflegen.

Diese knappe Übersicht soll als Ansatz dienen, um einige der frühen Ursachen von Problemen zu erkennen, mit denen Sie es jetzt vielleicht zu tun haben. Eine individuelle Diagnose oder Deutung kann damit natürlich nicht verbunden sein. Aber Sie werden sicherlich Bekannte oder eventuell sich selbst in der einen oder anderen Schilderung erkennen können. Im nächsten Abschnitt geht es um einen weiteren wesentlichen Ursachenkomplex für spätere so genannte Frauenbeschwerden.

> Mutterlos aufgewachsene Töchter hegen eine ungestillte Sehnsucht nach weiblicher, mütterlicher Zuwendung und Zärtlichkeit.

Frühe Sexualität

Der Zeitpunkt der ersten sexuellen Kontakte ist von entscheidender Bedeutung für die weitere körperliche, gesundheitliche, emotionale und spirituelle Entwicklung. Diese Erfahrungstatsache wird bislang in medizinischen und erzieherischen Kreisen noch viel zu wenig beachtet. Der Grund dafür mag auch darin liegen, dass Sexualität viele Menschen zu ideologischen Betrachtungen und Projektionen reizt. So galt und gilt Sexualität verschiedenen Religionen bzw. ihren dogmatischen Vertretern als gefährlich, unsauber oder gar sündig. Sie versuch(t)en, auch jene Menschen der Gesellschaft zu bevormunden, die sich nicht zu ihrem Glauben bekannten, und erklärten Sexualität zum Tabu.

Die so genannte Sexwelle der sechziger Jahre brachte den gegenläufigen Pendelschlag zur »Befreiung« von engen, verklemmten und verstaubten Konventionen in der Sexualität. Unter dem Motto der Aufklärung, wie bei Oswalt Kolle, oder mit dem Ziel der spirituellen Entwicklung, wie bei Rajneesh, brachen Millionen Menschen weltweit zu neuen Ufern auf ... oft allerdings, ohne dort anzukommen, wo sie es sich erhofft hatten.

Ich gehe in diesem Buch von der Grundlage einer natürlichen, positiven Einstellung zur Sexualität aus und bitte darum, die folgenden Überlegungen zu möglichen Folgen früher Sexualität auch in diesem Sinne zu verstehen. Sie beziehen sich im Übrigen auf Erfahrungen mit Patienten in Nord- und Mitteleuropa sowie in Nordamerika. Für viele Frauen unter dem Einfluss von südlichem Sonnenlicht – das ja auf die Hypophyse und damit auf das Steuerungsorgan für das gesamte Drüsensystem wirkt – gelten teilweise andere zeitliche Werte.

Sexualität, und in besonderem Maße frühe Sexualität, wird beeinflusst von und wirkt sich aus auf die Dreiheit von Körper, Geist und Seele.

Im Entwicklungsalter wird der Reifungsprozess durch zu frühe Sexualität entscheidend disharmonisch vorgezogen bzw. behindert, weil die vorzeitige Beanspruchung der Keimdrüsen die harmonische Entwicklung des komplexen Zusammenspiels aller anderen Drüsen einseitig verschiebt. Zu den gesundheitlichen Folgen gehört nach den Erfahrungen aus meiner Praxis ein frühzeitigerer Alterungsprozess, als er sonst zu beobachten ist. Zu den psychosomatischen Folgen zählen meiner Meinung nach eine verringerte Nutzung des Denkvermögens und eine verminderte Konzentrationsfähigkeit, was jedoch durch Meditation zum Teil wieder ausgeglichen werden kann. Offensichtlich sind natürlich auch die Gefahren durch Geschlechtskrankheiten und Aids, die Belastungen durch ungewollte Schwangerschaften usw. aufgrund der mangelhaften Kenntnis dieser Risiken.

Vor dem Hintergrund der populären Massenmedien, in denen Sex so hervorgehoben und verherrlicht wird, ist es für die Jugendlichen sehr schwer geworden, nein zur frühen sexuellen Betätigung zu sagen. Nein zu sagen, hat aber nichts mit einer moralinsauren Einstellung zu tun. Zu früher Sex für junge Menschen – besonders für junge Mädchen – kann vielmehr sehr gefährliche Wirkungen nach sich ziehen. Mit jedem neuen Partner entsteht ein größeres Risiko, sich krankheitsverursachende Viren einzufangen. Besonders für junge Mädchen bedeutet dies eine erhöhte Gefahr von Muttermunderkrankungen und vaginalen Infektionen, da diese Organe meist noch nicht vollständig ausgereift sind. Je älter wir werden, desto mehr Immunität entwickeln wir dagegen. (Der Muttermund spielt für die Schwangerschaft eine wichtige Rolle – wenn er sich zu früh öffnet, zum Beispiel aufgrund von Muttermunderkrankungen, begünstigt dies Fehlgeburten.) Dies sind Erkenntnisse des Center for Disease Control in Atlanta, USA.

Man stellt sich jetzt natürlich die entscheidende Frage: Was ist »zu früh«? Selbstverständlich wird es völlig individuelle, subjektive Antworten auf diese Frage geben. Ich meine aber, dass es dennoch einige »objektive« Kriterien gibt, die Eltern und Jugendliche beachten sollten:

- Jede intime Begegnung bedeutet, Verantwortung für sich und den anderen Menschen und für die zumindest zeitweise Gemeinsamkeit mitzutragen, und zwar in Bezug auf Schwangerschaft, auf Aids, auf Geschlechtskrankheiten. Ab welchem Alter sind wir dazu ansatzweise in der Lage?
- Sexualität bedingt zwar nicht immer, führt aber für die Frau aufgrund der im Normalfall größeren Empfindsamkeit spätestens nach dem Liebesakt zu einer emotionalen und geistigen Ver-Bindung, die nicht an der Oberfläche der Lust bleibt, sondern tiefer geht.
- Im Liebesakt findet ein inniger Austausch zwischen den Energien der Emotionalkörper, der beiden Auras und der Energien der Chakras bzw. Kraftzentren im Menschen (die Entsprechungen zu den Drüsen besitzen) statt. Ab welchem Alter sind wir reif genug, abschätzen zu können, welche Art von emotionaler und geistiger Energie von welcher Art von Mensch wir – abgesehen vom sexuell-körperlichen Austausch – mit der unseren »vermischen« wollen?

Meine Patientinnen berichten mir übereinstimmend, dass, je früher ihre sexuellen Kontakte waren, diese umso oberflächlicher für sie selbst ausfielen. Sicherlich nicht ohne Grund lassen viele Glaubensgemeinschaften Sexualität nur in der Ehe zu. Zu frühe Sexualität – zum Beispiel auch, um einen Freund zu »halten« – brachte die Betroffenen immer eine Abwertung ihres Selbstwerts mit sich bzw. eine Blockade für die Entwicklung des Selbstwerts. (Natürlich gibt es wie immer Ausnahmen.) Und für mich nicht überraschend, vertieft sich mit jedem zusätzlich gewonnenen Lebensjahr das Liebesempfinden in der Intimbegegnung für sie (vorausgesetzt, dass es in der Partnerschaft im Großen und Ganzen stimmt). Die Frauen in meiner Praxis bestätigen unisono, dass sie erst mit 35, 40, 45, 50 und sogar teilweise noch später wirklich ganzheitliche Liebesbegegnungen erfahren, in denen sowohl ekstatische Orgasmen als auch liebevolle Gefühlszuwendung und tiefe geistige Verbindung mit dem Partner möglich sind.

Frühe Sexualität spiegelt eine – natürliche – Neugier der jungen Menschen. Noch häufiger allerdings müssen wir die Suche oder gar Sucht nach Sexualität als Ersatz für menschliche Wärme und echte Liebe konstatieren – nicht nur bei Jugendlichen! Gerade für zu junge Menschen bedeuten sexuelle Erfahrungen auf der Grundlage einer solchen oder ähnlichen Motivation Vorboten späterer tief greifender emotionaler Konflikte, Entwicklungsstörungen und psychologischer Hemmungen. Das Problem liegt bei uns Eltern und Erwachsenen, unseren (meist ungünstigen) Vorbildern und der von uns mitgeschaffenen Gesellschaft mit oft ganz aus den Fugen geratenen Wertmaßstäben. Liebe ist nun mal keine Handelsware.

> Zur Kultur der neuen Weiblichkeit gehört auch die Kultur der verantwortlichen weiblichen Sexualität – ohne Druck oder subtilen Zwang durch Massenmedien oder Menschen, die das Leben als Mensch (noch) nicht zu schätzen wissen.

Sigmund Freud hat erklärt, dass Sexualität in geistig-schöpferische Kraft umgewandelt werden kann. Er hat dies als Sublimation bezeichnet und sah darin eine Möglichkeit, sinnvoll mit Sexualität fertig zu werden, ohne sie dabei zu verdrängen.

Eine wahre Hilfe hierbei bieten Yoga und Meditation, wobei wir üben können, nicht mehr alle Sinne und Sensoren nach außen zu öffnen, sondern uns nach innen zu konzentrieren, um ganz abzuschalten. Dies geschieht über den Konzentrationspunkt zwischen den Augenbrauen, auch »Drittes Auge« oder »sechstes Chakra« genannt. Mit dieser Möglichkeit und entsprechender Übung ergibt sich eine zunehmende Bewusstwerdung in der menschlichen Entwicklung, sozusagen

stufenweise vom »Tierverhalten« und »Tiermenschen« zum bewussten Gottmenschen als höchster Stufe der Schöpfung.[6]
Zum Thema der zu frühen Sexualität gehört ebenfalls das von Männern oft völlig unterschätzte Problemthema des nächsten Abschnitts.

Missbrauch, Misshandlung und die schlimmen Folgen

»So mag ich dich gern«, sagen viele Väter und Mütter gelegentlich zu ihren Töchtern und bringen damit zum Ausdruck, dass nicht das Wesen selbst geliebt wird, sondern nur die jeweils bevorzugte äußere »Schale« oder der Körper. Zuneigung gibt es nur im Austausch gegen die Erfüllung bestimmter Klischees. Die Entwicklung des weiblichen Selbstwerts wird dadurch gehemmt, wenn nicht sogar unterdrückt. Es handelt sich um einen subtilen Erpressungsmechanismus: Wenn du so bist, wie ich es mir vorstelle, dann akzeptiere ich dich, dann zeige ich dir, was »Liebe« ist.
Auf diese Weise kommt es zu einem Missbrauch von Gefühlen, die den Missbrauch des Körpers oft genug – teils unbewusst – vorbereiten. Sie werden vermutlich wissen, dass die erschreckend hohen Zahlen der Fälle von Missbrauch und Misshandlung (bei Misshandlung von Mädchen und Frauen geht es fast immer auch oder sogar in erster Linie um sexuelle Hintergründe!) vor allem auf das Verhalten von Familienangehörigen, Verwandten und Freunden zurückgehen und nicht auf Fremde. Man spricht von gut 50 Prozent Frauen, die im Kindesalter, in ihrer Jugend oder später Opfer dieser Täter werden, und die Seminarbesucherinnen bestätigen mir dies.
Es beginnt meist »harmlos« – das junge Mädchen sucht Zärtlichkeit, Anerkennung und Liebe und wird zur Duldung eines kranken und/oder kriminellen Verhaltens eines Mannes ge-

drängt, das nichts anderes als Missbrauch und Misshandlung ist. Kinder und Jugendliche wagen selten, davon zu erzählen, die betreffende Person öffentlich anzuklagen und bloßzustellen – unter anderem aus Angst, bestraft zu werden (leider auch von der Mutter!).

Ich erspare es mir und Ihnen, einige der unzähligen Beispiele fast unmerklicher oder offen brutaler Ausnutzung im Einzelnen anzuführen und zu beschreiben. Oft genug wird Frauen hinterher auch noch »Einverständnis« oder »Lustempfinden« vorgeworfen. Bei Kindern kommt aber selbst diese billige und falsche Entschuldigung auf keinen Fall in Betracht. Eine neue Studie der American Psychological Association bestätigt Schätzzahlen aus dem deutsch-sprachigen Raum: Mindestens gut ein Drittel, je nach Zählweise sogar die Hälfte (!) aller befragten Frauen berichten, dass sie vor dem 21. Lebensjahr eine erhebliche Erfahrung mit gegen sie gerichtetem körperlichem oder sexuellem Missbrauch machen mussten. Bei Mädchen im Alter von etwa sechzehn Jahren stellt man ein Absinken von Intelligenztestresultaten um 15 Punkte fest (gut 10 Prozent), vermutlich aufgrund gesellschaftlicher Unterdrückungsmechanismen von Entwicklung und Ausdruck natürlicher weiblicher Intelligenz. Übrigens werden drei von vier Frauen an ihrem Arbeitsplatz direkt oder mittelbar sexuell belästigt. Diese Zahlen allein belegen schon die Notwendigkeit für eine neue Kultur der Weiblichkeit!

> Wenn Missbrauch bekannt wird, ist ein Ende mit Schrecken besser als ein Schrecken ohne Ende.

Was die medizinische Behandlung von Folgen betrifft, finden Sie wichtige Hinweise im Teil II unter dem Stichwort »Vergewaltigung«, das sich auch auf weniger offensichtlichen Missbrauch bezieht. Leider werden Missbrauch und Misshandlung noch viel zu häufig verharmlost – auch von Frauen, die einen niedrigen Selbstwert bereits so verinnerlicht haben, dass sie gar nicht viel dabei finden, als vermeintlich seelenlose Lustobjekte behandelt zu werden.

Jede Frau und auch jede Mutter, die sich von einem Mann, der sie selbst oder eine Tochter oder Freundin »feindselig« *oder* »freundlich« missbraucht, nicht distanziert und ihn – spätestens im Wiederholungsfalle – anzeigt (!), gefährdet alle Töchter und erwachsenen Frauen und unterstützt durch ihre stillschweigende Duldung die Krankheit oder Kriminalität des Mannes. Sie tut das vielleicht, um ihn nicht zu »verlieren«. Aber was gäbe es mit einem solchen Mann denn schon zu gewinnen?

> Niemand ist weniger wert als ein anderer – weder die Frau noch der Mann.

Falls Sie einen Partner haben, der Sie oder Ihre Tochter misshandelt, trennen Sie sich von ihm! Suchen Sie therapeutische und juristische Hilfe. Man kann diese Empfehlung nicht emphatisch genug aussprechen.

Die meisten Frauen leiden im zweiten Drittel ihres Lebens, von etwa Ende zwanzig bis Anfang sechzig, *nicht* unter Hormon- oder körperlichen Funktionsstörungen, sondern unter den Folgen von Selbstwertmangel, emotionalen Misshandlungen und seelischem Missbrauch. Diese Folgen sind leider noch schlimmer als der verabscheuungswürdige körperliche Missbrauch, weil sie ein Leben lang die Entfaltung der Frau behindern, wenn die betroffenen Frauen nicht aktiv etwas zur Entwicklung eines neuen Selbstwerts unternehmen. Zu den Folgen gehören »unerklärliche« Ängste, eine resignative Lebenshaltung, Depressionen – kurzum: ein unglückliches Leben.

Nicht Sie selbst sind in einem solchen Falle wirklich leidend, schwach oder krank, sondern Ihre unterdrückten Gefühle machen Sie erst dazu. Unglücklicherweise neigen wir Frauen dazu, uns unwidersprochen einreden zu lassen, dass wir an etwas schuld seien, dass wir unfähig seien, dass wir nichts bzw. nicht so viel wert seien wie die Männerwelt.

In diesem Buch biete ich Ihnen eine Fülle von seelischen, psychosomatischen und naturheilkundlichen Hilfen an, um Ihren Selbstwert kennen zu lernen und ihn zu stärken und auch mit den gesundheitlichen Folgen fertig zu werden, damit Sie auf dieser Grundlage Ihr Leben positiv ändern können. Erwarten Sie in dieser Hinsicht (noch?) nicht allzu viel von Ihrem Partner – Sie selbst müssen die Kraft dazu in sich entdecken.

Stichwortartig sind im Folgenden einige sinnvolle Hilfen aufgeführt, um die Ursachen von Selbstwertmangel aufzudecken und neue Ansätze zur Entwicklung von Selbstwert zu finden:

- In guten naturheilkundlichen Praxen, die mit dem Heilblüten-Farbkarten-Test arbeiten, können Sie oft etwas über Ihre emotionalen Muster erfahren, warum Sie an ihnen festhalten und wie Sie diese Muster verändern können.
- Manche Frauenseminare und -selbsthilfegruppen bieten konstruktive Hilfen an.
- Auch und gerade wenn Sie älter sind, können Sie sich vielleicht gelegentlich um kleine Kinder kümmern. Sie erfahren dadurch erneut, was Liebe zu zeigen und zu geben bedeuten kann. Mögliche eigene Enttäuschungen und seelische Verhärtungen lösen sich durch eine solche Zuwendung auf – Sie können alte Wunden heilen über die Liebe, Freude und Heilung, die Sie anderen Seelen schenken.
- Meditation, Yoga, Gebet und Affirmationen stellen ebenfalls sinnvolle Hilfen dar.
- Die heilende Wirkung von Homöopathie, Farbtherapie und Bach-Blüten sollte man auf jeden Fall auch nutzen.
- Immer wieder ist es sinnvoll, sich eine Pause zu gönnen, einige Stunden, einige Tage oder Wochen – nach Ihren per-

sönlichen Verhältnissen –, um wieder mehr zu sich selbst zu kommen. Fragen Sie sich in dieser Zeit, was Sie vom Leben wünschen, was Ihnen Freude macht, was Sie selbst geben können und möchten und welchen Sinn Sie Ihrem Leben verleihen. Vertrauen Sie darauf, dass sich Ihre eigenen inneren Kräfte, die Kräfte der Göttin, wie von selbst mobilisieren, wenn Sie sie darum bitten.

- Auch die ältesten schlecht vernarbten seelischen Wunden, selbst die hartnäckigsten emotionalen Schlacken können wieder ganz heilen, wenn Sie sich für die Lebens- und Liebeskraft in Ihnen (wieder) öffnen, die unabhängig von Partnerresonanz oder Umweltbestätigung in Ihnen darauf wartet, aktiviert zu werden!

- »Der weiße Ring«, die vom früheren Fernsehmoderator Eduard Zimmermann gegründete Selbsthilfeorganisation von Opfern krimineller Akte, hat eines der wenigen deutlichen positiven Zeichen zur Unterstützung von vergewaltigten Frauen gesetzt. Hilfe finden Sie auch in Frauenhäusern, bei Familie in Not und bei Pro Familia. In Deutschland gibt es etwa 400 Frauenhäuser, in denen jährlich 40 000 Frauen Schutz vor gewalttätigen Partnern suchen. Diese Zahl allein vermittelt einen erschreckenden Eindruck von der akuten Not – und Kinder und junge Mädchen, die meist weder Möglichkeit noch Mut finden können, in solchen Einrichtungen Schutz zu suchen, sind dabei ja noch gar nicht erfasst.

Die Misshandlung kann bei den Opfern ein lebenslanges Gefühl der eigenen Wertlosigkeit hinterlassen.

Noch ein Wort an alle Heilkundigen und BehandlerInnen: Wenn wir den Töchtern und Frauen nicht medizinisch *und* seelisch helfen, wenn wir ihnen nicht auch moralisch beistehen – im Verhalten in der Familie und im Umgang mit Behörden –, wer sollte es dann tun? Wir müssen mehr als bisher die Leiden dieser Menschen ernst nehmen, ihre Berichte nicht als angeblich »weiblich-hysterisch« abtun und sie dabei stützen, ihren Selbstwert notfalls auch »gegen« den Mann wieder zurückzugewinnen.

Die schlimmste Folge von Misshandlungen und Missbrauch besteht, um es ausdrücklich zu sagen, darin, dass wir ein Leben lang das anhaltende Gefühl von Wertlosigkeit mit uns herumtragen und uns ständig auf der oft unbewussten Suche bzw. Sucht nach Werten befinden, falls wir diesen teuflischen Zyklus nicht durchbrechen. Die Suche nach Werten führt meist in die emotionale Abhängigkeit von materiellen Gütern, die Sucht führt uns häufig in neurotische Partnerschaftsbindungen.

Kann man auch Jahrzehnte später noch Folgen von Missbrauch und Misshandlung überwinden und neue Perspektiven gewinnen? Nach meiner Erfahrung mit vielen Patientinnen und Seminarteilnehmerinnen kann ich diese Frage mit einem klaren Ja beantworten! Außer den oben genannten Hilfen bedarf es zweier wichtiger Schritte:

1. Die betroffene Frau muss sich mit der »karmischen Lektion« der Vorfälle auseinander setzen, sie muss sich dazu stellen lernen, dass alles, was uns geschieht, auch mit uns zu tun hat. Ich bitte Sie, mich nicht misszuverstehen: Es ist keinerlei Rede von Verharmlosung der Übergriffe, moralischer Entschuldigung des Täters oder Mitverantwortung des Opfers. Sondern es geht darum – unabhängig von der moralischen und rechtlichen Verfolgung des Täters und den legitimen Konsequenzen für ihn –, dass wir die Energieblockaden, die durch solche Ereignisse entstanden sind, in uns lösen. Eine Bestrafung des Täters, sogar eine echte Reue, kann zwar teilweise helfen, unsere Verbitterung zu lockern, dies reicht aber noch nicht aus. Wir müssen uns also damit

beschäftigen, welches geistige, spirituelle Fundament nicht nur unser Leben hat, sondern unser *Sein*. Wir müssen uns auch, nicht nur, als bewusstes *Sein* erkennen können. Die entscheidende Hilfe dazu ist Meditation. Ich weiß, dass dieser Vorgang der geistigen Auseinandersetzung der schwierigste Teil des Heilungsprozesses ist und völlig individuelle Antworten hervorbringen wird. Wir müssen aber den Mut haben, uns diese Ebene genauso bewusst anzusehen, wie wir uns mit den körperlichen und gefühlhaften Konsequenzen befassen.

2. Der zweite Schritt bezieht sich auf das *Tun*. Unternehmen Sie etwas: Nach meiner Überzeugung wird Selbstwert in dem Maße entwickelt, in dem wir anderen Menschen etwas geben: Aufmerksamkeit, Zuneigung, Hilfe, Unterstützung, Liebe. Freundliche Worte, Anteilnahme, Beteiligung an gemeinsamen Vorhaben, künstlerische Projekte – all das sind kleine, aber wirksame Schritte, durch die Sie – auch wenn Ihr Herz noch nicht ganz so weit ist, auch wenn Ihr Herz noch immer blutet – wieder positive Aktivitäten entfalten, die ihrerseits eine positive Rückwirkung auf Ihre Gemütsverfassung ausüben.

Wir sollten sowohl innen wie auch außen schöpferisch arbeiten und dabei eine innige Verbindung mit unserer inneren Göttin aufnehmen und pflegen.

Wie wir Frauen – auch untereinander! – die Folgen von Missbrauch und Misshandlung überwinden und ein Klima schaffen, diese Schande auch im Familienkreis nicht mehr zu dulden, und wie wir Frauen mit diesem Problem umgehen, bestimmt entscheidend, ob und wann wir eine Kultur der neuen Weiblichkeit verwirklichen.

»Vom Beginn der frühesten menschlichen Kulturen an dachte man, dass die geheimnisvolle Magie der Schöpfung dem Blut innewohnte, welches Frauen in offensichtlicher Harmonie mit dem Mond hergaben und welches manchmal im Schoß zurückgehalten wurde, um zu einem Kind zu ›koagulieren‹. Männer betrachteten dieses Blut mit heiliger Ehrfurcht als die Essenz des Lebens, die unerklärlicherweise ohne Schmerzen vergossen wurde – etwas, was der männlichen Erfahrung völlig fremd war.« So beginnt Barbara G. Walker ihre ungewöhnlich aufschlussreichen Ausführungen zu den Menstruationsblutungen im Buch *Das geheime Wissen der Frauen.*[7]

Und Erich Neumann schreibt in seinem Standardwerk *Die große Mutter*[8] im Abschnitt über »Die Frau als Manafigur« in diesem Zusammenhang: »Es scheint zur Grundlage der magischen Weltauffassung überhaupt zu gehören, dass das Weibliche aus unbekannten, das heißt numinosen Gründen in sich Leben erschaffen kann.«

Wie der Historiker Robert Briffault schon in der ersten Hälfte des 20. Jahrhunderts nachgewiesen hat, stammt jedes Tabu ursprünglich von dem Menstruationstabu, welches das Weibliche für diese Periode über sich und über die Männer verhängt hat. So wie die matriarchale Epoche mit der Dominanz des Weiblichen Ursache des Totemismus und der Exogamie (Heirat nur außerhalb des Stammes) gewesen ist, scheinen auch das Tabu und das Prinzip der Einweihungsriten ursprünglich zu den Grundinstitutionen der Frauengruppe gehört zu haben. Dafür spricht die nachweisbare Übernahme weiblicher Mysterien durch die Männer, dass in verschiedenen Mysterien die Männer noch die – ursprüngliche – Frauenkleidung tragen (man denke an die wallenden Gewänder der christlichen Konfessionen!) und dass sogar Überlieferungen, zum Beispiel bei den primitiven Ureinwohnern Feuerlands, bestehen, nach denen die Mysterien ursprünglich weibliche Mysterien der Mondgöttin waren, gegen welche die Männer dann unter der Führung der Sonne revoltierten, indem sie alle erwachsenen Frauen umbrachten und nur unwissende und uneingeweihte kleine Mädchen überleben ließen.

»Wenn man die psychologischen Bedingungen betrachtet, welche Anlass zu einer Pubertätseinweihung, zu Geheimriten und zur Abgeschlossenheit bilden könnten oder besser müssten«, schreibt Neumann in seinem Buch *Die große Mutter*[9] »dann findet man in der normalen männlichen Entwicklung nichts dergleichen, während das geheimnisvolle Eintreten der Menstruation ebenso wie das der Schwangerschaft und das überaus gefährliche Ereignis der Geburt geradezu eine psychologische Nötigung dafür darstellen, dass die unerfahrene Frau von denen, welche um diese Dinge wissen, eingeweiht wird. Die monatliche ›Absonderung‹ in dem geschlossenen, tabuierten weiblichen Sakralbezirk ist nur die sinngemäße Fortsetzung der an diesem Ort mit der ersten Menstruation erfolgenden Initiation.« Weiter heißt es: »Am gleichen Ort, der das natürliche, soziale und psychologische Zentrum der Frauengruppe ist, in dem die alten erfahrenen Frauen herrschen, erfolgt die Geburt. Dass dabei das Wissen um die Wirkung der Kräuter, Früchte usw. zur ersten Verwendung bei der Blutstillung, Wundheilung und Schmerzbetäubung führen müsste, ist ebenfalls durchaus natürlich.«

In der Blüte der matriarchalen Epoche, also anfangs, »stand das Kollektivdasein der Gruppe im Vordergrund, und die Individualitäten waren relativ ebenso wenig entwickelt wie individuelle Beziehungen zwischen Frauen und Männern. In dieser Zeit war der Inhalt der Frauenmysterien überwiegend das auf die Allgemeinheit bezogene Fruchtbarkeitsritual. Dazu kam später die Tradierung der Urmysterien, der Kulte, die, wie wir wissen, von den Frauen als Geheimnis bewahrt wurden. Zu diesen Geheimnissen der Fraueneinweihungen traten später Lehren über den Geschlechtsverkehr, über die Konzeptionsverhütung und schließlich der Liebeszauber.«

So weit also zwei wichtige Stimmen zur tiefenpsychologischen und mythischen Bedeutung der Menstruation als Grundlage und Auftakt einer gesellschaftlich relevanten Kultur der Weiblichkeit – für uns heute gelten leider sehr viel bescheidenere Maßstäbe.

Mutter und Tochter als Freundinnen

Die erste Menstruation im Leben eines jungen Mädchens sollte der Zeitpunkt sein, zu dem die Mutter oder eine vertraute Frau sie einweiht. Dies ist der Tag, von dem an sie zur Gemeinschaft der Frauen gehört, jetzt nimmt sie Abschied von ihrer Kindheit.

Spätestens zu diesem Zeitpunkt sollte ein Mädchen erfahren, was Sexualität bedeutet, was es in gesundheitlicher Hinsicht wissen muss, welche Formen der Geburtenkontrolle existieren – und vor allem, welche emotionale und spirituelle Zusammenhänge mit diesen biologischen Vorgängen bestehen.

Bei der ersten Menstruation der Tochter hat die Mutter die Chance, sich ihrer Tochter als Freundin zu zeigen und sie als Freundin zu gewinnen.

In manchen Kulturen werden heute noch die ersten Menses als Initiationsritual gefeiert. Inzwischen gibt es auch bei uns wieder Frauengruppen unterschiedlicher spiritueller und psychologischer Prägung, die solche Initiationsrituale wiederbeleben. Doch nicht nur die *erste* Monatsblutung im Leben einer Frau verdient eine besondere Beachtung als wichtiges Entwicklungsereignis, sondern *jede* Menstruation im Verlauf des Frauenlebens ist eine kostbare Zeit der biologischen und geistigen Erneuerung.

Die meisten Frauen, die sich heute kurz vor, in oder nach der Menopause befinden, denken nicht mehr so gern an diese Zeit in ihrem eigenen Leben zurück. Denn damals, als sie ihre erste Menstruation hatten, sprach man nicht oft offen über solche Themen – sie waren tabu. Viele dieser Frauen erfuhren gerade einmal, dass »es« nun alle vier Wochen kommen würde, sie bekamen früher einen rosa Gürtel mit Haken in die Hand gedrückt und die erste Monatsration Binden. Es wurde ihnen unterschwellig zu verstehen gegeben, möglichst wenig Aufhebens von all diesen Frauendingen zu machen. Man stand da und fühlte sich allein gelassen.

Viele Frauen fühlen sich noch heute allein gelassen, was unsere natürlichen biologischen Vorgänge angeht und ihre seelischen Wirkungen. Viele unter uns wurden allein gelassen mit Tränen und einem Gefühl, dass unsere Periode irgendwie etwas Unrechtes und Schmutziges, auf jeden Fall aber etwas war, was versteckt gehalten werden musste. Die Menstruation nahm so zunächst den Charakter von etwas Unerwünschtem und Unangenehmem an. Ich weiß von mir selbst, dass ich mich lange Zeit wie um ein Geheimnis »betrogen« vorkam, weil die spirituellen und psychosomatischen Mysterien der Menstruation praktisch überhaupt nicht zum Thema vertrauter Gespräche werden konnten und andererseits sogar die biologische Funktion der Menstruation von fast allen Männern und leider auch von vielen Frauen abschätzig betrachtet wurde.

Später in unserem Leben, wenn wir nicht die Pille nahmen oder sie einmal vergessen hatten, waren wir froh, dass die Menstruation kam (wenn wir nicht schwanger werden wollten), waren in Angst, wenn sie nicht kam (aus demselben Grund) oder waren traurig, wenn sie kam (wenn wir auf eine Schwangerschaft gehofft hatten). Schon das Wort »Menstruation« erweckt in uns die verschiedensten Gedankengänge und Erinnerungen.

Wie oft waren und sind wir müde, abgespannt und unkonzentriert! Wir lassen das Essen anbrennen oder würzen zu stark, oder wir sind beim Einkaufen und vergessen, was wir wollten. Ihr Organismus und Ihre Seele werden es Ihnen danken, wenn Sie den »Mut« aufbringen, sich während der Periode mehr Ruhe und mehr Pausen zu gönnen. Glauben Sie mir: Ein Mann, der diese Art von Hormonumstellung und Erneuerung alle vier Wochen erlebte, würde sich wie ein Pascha bedienen lassen! Lassen Sie also ruhig einmal im Monat Ihren Partner den Haushalt in seine Hände nehmen. Er braucht das – für sein Selbstwertgefühl.

Seien Sie offen sich selbst gegenüber. Stehen Sie dazu, eine Frau zu sein. Wir müssen nicht immer still vor uns hin leiden. Ich sagte es schon: Die Zeit der Menstruation ist eine kostbare Zeit. In dieser Zeit öffnet sich der Muttermund, und gleichzeitig ist damit eine Öffnung nach »oben« bzw. innen verbunden, eine Zeit höherer und feinerer Sensibilität – und naturgemäß auch größerer Nervosität. Versuchen Sie, sich diese Zeit so schön wie möglich zu machen, sie zu genießen, die Offenheit so bewusst wie möglich zu erleben!

> Wir haben noch nicht genügend gelernt, uns ohne schlechtes Gewissen in den Tagen der Menstruation zurückzuziehen, uns auszuruhen.

Bei manchen Indianerstämmen und in Indien ist eine Frau natürlich stolz, ihre Periode zu bekommen, weil sie ein Zeichen körperlicher Gesundheit darstellt. Viele unter uns akzeptieren bereits den Menstruationsvorgang als normal, hegen aber die Einstellung, dass Blut etwas Unreines sei, das man am besten überhaupt nicht berühren, sondern irgendwie aseptisch wegwaschen sollte. Keine Frau braucht sich ihres Menstruationsblutes wegen zu schämen. Wenn Sie Mutter oder Großmutter sind, denken Sie mit daran, Ihre Tochter oder Enkelin mit Liebe zu behandeln, zu umsorgen oder sogar einzuweihen in diese kritische Phase ihres Lebens.

Es hängt von uns Frauen selbst ab, was wir über die Menstruation denken, wie wir sie empfinden und wie wir sie als immer wiederkehrende Chance in unserem Leben nutzen, um einen frischen Zugang zum Mysterium des Lebens zu gewinnen.

»Weises Blut«

Barbara G. Walker weist in ihrem schon genannten Buch auf eine Fülle von Einsichten und Einzelheiten im Zusammenhang mit Menstruation hin. Sie stützt sich dabei auf umfassende und fundierte Quellen. Einige mir interessant erscheinende Hinweise möchte ich Ihnen als Anregung weitergeben. Von der Ansicht, dass aus dem koagulierten Menstruationsblut der Mensch entsteht, haben wir schon gehört. Dieser Glaube war sehr weit verbreitet, und zwar in Asien, Afrika und Australien. Die ersten belegbaren Aussagen zum Menstruationsblut und zu seinen Eigenschaften gehen auf hinduistische Beschreibungen der Großen Mutter zurück. Ihr verfestigtes Menstruationsblut gebar das All, so die damalige Vorstellung. Menstruationsblut galt als geheimes Lebenselixier für Götter und für Menschen und vermochte langes Leben bis hin zur Unsterblichkeit, schöpferische und magische Kräfte und Autorität und Macht zu vermitteln. Barbara G. Walker berichtet, dass zum Beispiel in der nordischen Mythologie der Gott Thor das Zauberland der Erleuchtung und des ewigen Lebens erreichte, weil er in einem Fluss voll des Menstruationsblutes der »Riesinnen« badete, das heißt der archetypischen Matriarchinnen und »Mächtigen«, welche die Hauptgötter regierten. Das geschah, bevor Odin eine Vormachtstellung erlangte, weil er das »weise Blut« (Menstruationsblut) aus dem dreifachen Kessel stahl und trank, der sich im Schoß der Mutter Erde befand, von derselben dreifaltigen Göttin, die in Südwestasien Kali-Maya heißt.

Ägyptische Pharaonen wurden göttlich, indem sie »das Blut der Isis« tranken, dessen Hieroglyphe dasselbe Zeichen wie das der Vulva war. Keltische Könige wurden zu Göttern, wenn sie das »rote Met« der Feenkönigin tranken. Das heidnische Paradies des Feenlandes war in der »Gebärmutter der Erde«, wo sich auch der magische Jungbrunnen des Lebens befand. So bedeutete Menstruationsblut ebenso einen Hinweis auf Wiedergeburt. Den meisten der alten Namen für »Menstruationsblut« ist eine merkwürdige Polarität zu Eigen: Sie bedeuten sowohl »heilig« als auch »Furcht erregend«!

Übrigens sind die alten Kalender Menstruations- und Mondkalender gewesen. Dreizehn Monate (= Monde) zu 28 Tagen ergaben 364 Tage pro Jahr. Die Wochenaufteilungen entsprachen den vier Mondstationen von Neumond (besser: Dunkelmond), zunehmendem Halbmond, Vollmond und abnehmendem Halbmond. Kalenderbewusstsein entwickelte sich zuerst in Frauen – Barbara G. Walker schreibt, dass chinesische Frauen vor 3000 Jahren einen Mond- und Menstruationskalender schufen. Kelten maßen die Zeit in Nächten, nicht in Tagen. Mit den griechisch-römischen und später christlich verbrämten Eroberungen wurde der männlich orientierte Sonnenkalender eingeführt, nicht ohne vorher *die* Sonne zu einem männlichen Symbol zu erklären. Die Zahl 13 ist nicht etwa »Unglück verheißend«, weil sie dies tatsächlich wäre, sondern weil christliche Lehren sie dazu deklarierten. In der Zahl 13 lebte nämlich immer noch die »heidnische« Weltanschauung des Mondkalenders fort – und die Festtage, die ihn bestimmten. Bekanntlich übernahmen bzw. überdeckten die christlichen Kirchen alte Festtage der Heiden, wie die sächsische Walpurgisnacht und das keltische Beltane

> Im Menstruationsgeschehen finden wir einen symbolischen Lebensschlüssel der Weiblichkeit: Werden, Wachsen, Vergehen und Wiederauferstehen.

und viele andere und machten aus lustvollen, liebestrunkenen und schöpfungsfrohen Riten ziemlich traurige Tage. Im Buch *Die Nebel von Avalon* von Marion Zimmer Bradley und in Jean Markales Werk *Die keltische Frau* steht viel Interessantes dazu geschrieben.[10]

Während sich durch die Sonne die wärmende, nährende, mütterliche Kraft des Lebens ausdrückt und wir eine Analogie zum Muttersein empfinden können, wird durch die Mondzyklen jene weibliche Kraft symbolisiert, die vom Geheimnis der Schöpfung und ihren rätselhaften Zeitgesetzen kündet. Ich erwähnte es bereits, will hier aber noch einmal sagen, dass ich glaube, ursprünglich wurden sowohl die Sonne als auch der Mond als Repräsentanten einer einzigen weiblichen Urgottheit betrachtet – von Frauen und von Männern.

Der symbolische Schlüssel der Menstruation liegt nach meiner Meinung darin, dass Frauen drei wesentliche Zeitabschnitte erleben – *Kindsein* ohne Menstruation, *Erwachsensein* mit Menstruation und *Weisesein* ohne Menstruation:

1. In der Kindheit leben wir im günstigen Fall engelgleich in Harmonie mit uns selbst, unserer Familie und der Schöpfung. Wir sind voll des Staunens über die Wunder dieser Welt und bewegen uns sozusagen schwebend darin. Wir spielen in der Welt und mit der Welt.

2. Mit dem Beginn der Pubertät fängt eine schwierige Übergangsphase an, in der wir mehr oder weniger abrupt durch das Eintreten der ersten Menstruation und die Entwicklung des Busens auf unsere zunächst einmal biologisch schöpferische Rolle in dieser Welt hingewiesen oder gestoßen werden. Damit verbunden, aber *nicht* identisch ist die Entfaltung von Sinnlichkeit, die bekanntlich jedoch bereits lange vor der biologischen Reife beginnt. Der Menstruationszyklus – der in etwa mit dem Mondzyklus übereinstimmt und

sich bei vielen Frauen sogar daran orientiert (heftigere Blutungen, wenn die Periode auf den Vollmond fällt, etc.) – begleitet uns nun im zweiten großen Abschnitt unseres Lebens als unmittelbare Funktion und stetige Erinnerung an unsere aktive, schöpferische Gestaltung der Welt. Aus dem Staunen über Wunder und dem Spielen mit der Welt wird ein Schaffen und Mitgestalten der Welt.

3. Der Übergang der Menopause bereitet uns innerlich und äußerlich darauf vor, dass wir wieder in eine neue Phase unseres Lebens eintreten. Die biologische Funktion der körperlichen Kreativität durch Konzeption, Schwangerschaft, Geburt und Nährung eines neuen biologischen Wesens wird weiterentwickelt zu einer spirituellen Funktion der geistigen Kreativität.

Während wir in der Kindheit im Idealfall mit unserer Identität zumeist keine oder nur geringe Probleme haben, weil wir wie selbstverständlich leben, wird der Beginn der Menstruation zur großen Herausforderung, uns und die Welt bewusst kennen zu lernen. Diese Herausforderung zur Selbstfindung dauert an bis zur Menopause, mit der dieser Prozess weitgehend abgeschlossen wird. Nun kann die Frau aus

> Aus dem Schaffen und Mitgestalten der Welt wird nach der Menopause ein Weisen und Führen der Welt.

der Sicherheit ihrer Lebenserfahrung, aus dem Verständnis im Umgang mit den Mysterien des Lebens – wie sie sich in vielen Aspekten der Weiblichkeit, aber eben vor allem in der Menstruation spiegeln – andere Menschen, nicht nur Frauen, anleiten, ihnen helfen, ihnen Wege weisen.

Anders ausgedrückt: Als Kinder schweben wir in der Welt und nehmen; als menstruierende Frauen leben und leiden wir mitten in der drängenden, zyklischen Fülle der irdischen Schöpfung und gestalten sie aus uns heraus mit, wir nehmen und geben; als nicht mehr menstruierende Frauen verstehen wir uns, die Schöpfung und ihre Zyklen, und wir können aus der Fülle unserer Weisheit geben.

Insoweit ist die Menopause die entscheidende Übergangsphase. Spätestens jetzt sollten wir unsere bewusste seelische Empfänglichkeit entfalten und unsere spirituellen Aufgaben als weise und weisende Frauen auch annehmen!

Zur neuen Kultur der Weiblichkeit zählt meiner Meinung nach mit an erster Stelle, dass wir Frauen Beginn, Verlauf und Vollendung der Menstruation wieder zu einem sinnerfüllten und Sinn vermittelnden Vorgang werden lassen.

Der normale Hormonhaushalt

Wir begeben uns mit dem Thema »Hormontherapie« auf ein umstrittenes Gebiet. Hormongaben für Frauen in den Wechseljahren sind inzwischen geradezu Mode geworden. Wie viele Frauen vertrauen auf die vollmundigen Versprechungen mancher Ärzte und pharmazeutischer Firmen, die Hormongaben fast als Wunderheilmittel für bald sämtliche Beschwerden von Frauen »in den besten Jahren« erscheinen lassen? Manche kurzfristigen Resultate verblüffen, aber die negativen Langzeitfolgen werden dabei meist übersehen und, wenn sie sich in Beschwerden bemerkbar machen, gar nicht mehr mit der dafür ursächlichen Hormonbehandlung in Verbindung gebracht.

Eine Studie der Women's Health Initiative (WHI)[11] hat die Hormonersatztherapie mit Östrogen und Progesteron bei Frauen im Klimakterium und Postklimakterium schlagartig infrage gestellt. Diese Untersuchungsreihe, die eigentlich bis 2005 dauern und den *Nutzen* der Hormontherapie beweisen sollte, wurde im Jahr 2002 vorzeitig abgebrochen, weil der *Schaden*

den Nutzen eindeutig überwiegt. Die beteiligten Frauen wurden aufgefordert, ihr Hormonmedikament abzusetzen.

So verdoppelte sich in der Behandlungsgruppe die Zahl der Thromboembolien gegenüber der Placebogruppe, das Schlaganfallrisiko stieg um 41 Prozent, das Infarktrisiko um 29 Prozent, und Brustkrebs trat um 26 Prozent häufiger auf. Der geringe Nutzen, zum Beispiel bei der Osteoporose, rechtfertigt nicht die weitere Durchführung. Das war Grund genug für das deutsche BfArM (Bundesinstitut für Arzneimittel und Medizinprodukte), in einer warnenden Presseerklärung die Neubewertung der Nutzen-Risiko-Relation von Hormongaben anzukündigen

Eine der häufigsten Nebenwirkungen betrifft unsere Leberfunktion. Die Leber ist mit dem Abbau von Umweltgiften ohnehin oft überfordert. Nur muss sie auch die künstlichen Hormongaben abbauen. Das führt zu einer zusätzlichen Belastung, die sich vor allem in Müdigkeit und Erschöpfungszuständen äußert – sowie in einer schleichenden Schwächung des Organismus. Man wundert sich dann zum Beispiel, dass bereits ein Gläschen Wein schläfrig macht. Natürlich hängen die Nebenwirkungen eng mit unserem Gesamtzustand und den bisherigen Leberbelastungen durch unsere Lebensweise zusammen. Wenn die Leber durch Alkohol oder auch durch Hormone im Fleisch (es gibt heute trotz Hormonverbots fast kein konventionelles Fleischangebot mehr ohne Reste von Cortison und anderen Hormonen) beansprucht wurde, fallen die Nebenwirkungen noch intensiver aus. Vitamin B_6, am besten aus Vollwertnahrung, zum Beispiel unbehandeltem, frisch gemahlenem Getreide bzw. Broten und Nüssen, und der Verzicht auf den Vitamin-B-Räuber Zucker unterstützen die normale Leberfunktion. Die Leber ist unser wichtigster Energiespeicher und

> Hormongaben führen zu einer zusätzlichen Belastung der Leber.

-spender. Wir können es uns nicht leisten, sie unnötig zu überfordern.

Im Rahmen meiner Erfahrungen mit der Natürlichen Komplementär-Medizin – unterstützt durch die Erkenntnisse zahlreicher anderer naturheilkundlich eingestellter BehandlerInnen und auf der Grundlage alter Heilweisheiten – darf ich Ihnen aber versichern, dass es sehr viel wirksamere natürliche Alternativen zu künstlichen Hormonen gibt. Auch solche Alternativen sind nur dann angezeigt, falls es wirklich einmal notwendig sein sollte, die normalerweise »automatisch« geregelte Hormonproduktion zu unterstützen. Zunächst möchte ich jedoch einige wesentliche Punkte zu unserer natürlichen Hormonproduktion ansprechen – zum besseren Verständnis stark vereinfacht.

Die natürliche Hormonproduktion

Vom ersten Tag bis zur Mitte unseres Zyklus stimuliert die Hypophyse die Eierstöcke, das Hormon Östrogen zu produzieren. Östrogen ist notwendig, damit eines der Eier reifen kann.

Das Hormonsystem reagiert nicht nur auf Substanzen, sondern auch auf emotionale und geistige Energien.

Östrogen hilft – bildlich gesprochen –, ein »Nest« in unserer Gebärmutter aufzubauen, in dem sich das befruchtete Ei einnisten kann. Dieses »Nest« sieht aus wie ein Schwamm.

In der Mitte des Zyklus verlässt das Ei den Eierstock. Flimmerhärchen am Ende der »Tuben« nehmen das Ei auf, und es rollt dann die Tuben entlang zur Gebärmutter. Wiederum bildlich gesprochen und vereinfacht: Das rollende Ei ist sozusagen das »Eigelb«, das »Eiweiß« wurde im Eierstock zurückgelassen.

In der zweiten Hälfte des Zyklus produziert dieses »Eiweiß« das Hormon Progesteron. Progesteron bereitet die Gebärmutter für die Einnistung des befruchteten Eis vor und bewirkt, dass die Gebärmutter das Ei versorgen kann.

Wenn das Ei nicht befruchtet wurde, stoppt in den letzten Tagen des Zyklus die Produktion beider Hormone. Daraufhin wird das »Nest« für das Ei überflüssig, es wird abgestoßen. Der erste Tag unserer Periode setzt ein – ein neuer Zyklus beginnt. Die Produktion des befruchtungsfähigen Eis wechselt mit jedem neuen Zyklus zum jeweils anderen Eierstock. Neben Östrogen und Progesteron sind zwei weitere Hormone beteiligt, nämlich FSH (Follikel stimulierendes Hormon) und LH (Luteinhormon).

Der innere Ablauf eines solchen Zyklus wird von einem komplexen Steuersystem geregelt. Der Hypothalamus (ein Teil des Zwischenhirns) stimuliert die Hypophyse. Die Hypophyse (die Hirnanhangsdrüse) veranlasst die Eierstöcke, Östrogen und Progesteron zu produzieren. Wenn genügend Hormone produziert wurden, empfängt der Hypothalamus diese »Rückmeldung« und gibt der Hypophyse den »Auftrag«, ihrerseits den Eierstöcken zu »melden«, die Hormonproduktion einzustellen bzw. zu verlangsamen.

Es handelt sich dabei um ein besonders komplexes und gleichzeitig sensibel reagierendes Regelsystem – man könnte sagen: mit einem sehr deutlichen Eigenleben. Dieser Regelkreis reagiert nicht nur auf biochemische und biophysikalische Impulse, sondern auch – teilweise sogar stärker – auf emotionale, psychosomatische und geistige Energien. Einige wenige Beispiele dafür sind psychische Schocks, Stress, Angstzustände, aber auch Mondzyklen – besonders der Voll- und der Neumond wirken nachhaltig – und elektromagnetische Felder, auch solche, die sich physikalisch-messtechnisch noch nicht ohne weiteres nachweisen lassen. All diese Faktoren und noch fast unzählige mehr können unter anderem den Beginn der Menstruation verzögern oder beschleunigen, ihr Ausbleiben verursachen oder ihre Intensität beeinflussen.

Der Hormonhaushalt befindet sich also in ständiger Wechselwirkung mit unserer Psyche, mit unserem Geist und reagiert auch auf Umwelteinflüsse.

Die Allgemeinmedizin hat inzwischen bestätigt, dass alle Drüsen sehr eng zusammenarbeiten und sich über einen regen »Informationsaustausch« gegenseitig beeinflussen. Das bedeutet, dass Unregelmäßigkeiten im Menstruationszyklus über den Hypothalamus und die Hypophyse auch einwirken auf die Schilddrüse, die Gallenblase, die Bauchspeicheldrüse und die Nebennieren – und eben nicht nur auf die Keimdrüsen!

Jeder grobe Eingriff an einer einzigen Stelle in diesem Informations- und Funktionsablauf gefährdet die normalen Regelvorgänge unseres Gesamtsystems! Als grobe Eingriffe sehe ich Operationen an (die oft genug vermieden werden könnten) sowie alle Gaben künstlicher Hormone – also nicht nur Östrogene und Progesterone, sondern auch Cortison (ein Nebennierenhormon), Thyroxin (ein Schilddrüsenhormon) und verwandte Medikamente. Wenn ich Hormone einnehme, sind anfangs die äußerlichen Symptome verschwunden, aber dennoch wurde nicht die zugrunde liegende tiefere Ursache der Unregelmäßigkeit behandelt. Es wurde etwas Oberflächliches zugedeckt! Ich rate deshalb in meiner Praxis im Normalfall auch von der Verwendung der so genannten Antibabypillen ab und empfehle stattdessen am liebsten natürliche Empfängnisverhütungsmethoden (zum Beispiel nach Dr. Eugen Jonas, ein System, bei dem sowohl der Regelzyklus als auch der Mondzyklus berücksichtigt wird). Eine Störung im natürlichen Hormonhaushalt kann sich aber auch durch »grobe Eingriffe« seelischer Natur ergeben.

Hormongaben wirken nun nicht nur auf die jeweils primär anvisierten Drüsen, sondern immer auch auf die Hypophyse.

Diese wiederum stellt eine Brücke zwischen Körper und Psyche dar. Das ist der Grund, warum Patientinnen während und nach einer vermeintlich notwendigen konventionellen Hormonbehandlung sehr oft nach einiger Zeit unter starken Stimmungsschwankungen und anderen psychischen Beschwerden leiden, die bis zu Depressionen reichen können.

Gleichzeitig wirken Hormone auch auf unsere Gehirntätigkeit und damit unsere Fähigkeit, klar zu denken – sodass sich Konzentrationsschwäche und ein Gefühl der Ziel- und Sinnlosigkeit als Folge derartiger Behandlungen einstellen.

In den so genannten Wechseljahren erfolgt nun eine natürliche Veränderung in der Hormonproduktion unseres Körpers. Unsere Hypophyse gibt geringere Hormonmengen »in Auftrag« – auch weil sich die Sekretion aller Drüsen im Laufe der Jahrzehnte vermindert. Das heißt aber nicht, dass Frauen im Alter etwa kein Östrogen mehr produzierten und man dies also künstlich ausgleichen müsste. Aufgrund der schwächeren Östrogenproduktion im weiblichen Körper kann kein »Nest« mehr für ein befruchtetes Ei aufgebaut werden. Deshalb

> Hormongaben sind oft auch die Ursache von starken Stimmungsschwankungen.

muss auch kein schwammartiges Gewebe mehr abgestoßen werden. Die Folge ist, dass unsere Periode ausbleibt.

Das naturgemäße Ausbleiben der Periode in der Menopause muss mit keinerlei gesundheitlichen oder seelischen Problemen verbunden sein. Frei zu sein von körperlichen und psychosomatischen Beschwerden während der Menstruation und während der Menopause, ist einer der größten Wünsche von Frauen. Eine männlich-mechanisch ausgerichtete medizinische Forschung berücksichtigt leider die psychologischen Einflüsse während dieser Phasen, das Gefühlsleben und die geistigen Perspektiven von Frauen zu wenig.

Weder ist die Menstruation eine Krankheit noch die Schwangerschaft oder gar die Menopause! In Wirklichkeit muss es uns darum gehen, die Ursachen von unnatürlichen Nebenerscheinungen völlig naturgemäßer Vorgänge zu erkennen und mit wiederum natürlichen Mitteln aufzuheben. Wir müssen uns eben nicht damit abfinden, dass Krämpfe, Hitzewallungen, Gefühlsschwankungen oder Schmerzen angeblich fester Bestandteil der Menstruationszyklen oder der Zeit danach sein sollen.

Sanft regulieren

Ganz natürliche Vorgänge werden mehr und mehr als Krankheitssyndrome definiert und machen sich dann auch in unserem Bewusstsein als Krankheiten bemerkbar.

Ich nenne Ihnen nun die wichtigsten Mittel, mit deren Hilfe Sie Beschwerden loswerden können. Manche dieser Hilfen werden Ihnen sicher bekannt vorkommen, andere vielleicht in diesem Zusammenhang noch nicht so geläufig sein. Diese Mittel wirken ganz allgemein – auf die Behandlung spezifischer Symptome gehe ich später ein.

Sonnenlicht

Das Licht der Sonne ist der Faktor, der am meisten unterschätzt wird. Sonnenlicht aktiviert die Hypophyse. Eine aktive Hypophyse kann die Hormonproduktion in der rechten Weise regulieren und regt dabei auch die Sexualität an. Die Sonne stimuliert die Produktion bzw. Aufnahme der lebenswichtigen Vitamine D und E im Körper. Deshalb treten bei Frauen in südlichen Ländern fast keine Menstruationsbeschwerden und Probleme im Zusammenhang mit der beginnenden Menopause auf – soweit die Ernährung noch einigermaßen ausgewogen ist. Frauen in den mitteleuropäischen Ländern, die

unter »Frauenbeschwerden« leiden, verbringen fast immer zu wenig Zeit unter
der zugegebenermaßen selteneren Sonne.
Frauen aus den nördlichen Breitengraden,
die Schwierigkeiten mit der Menstruation
hatten oder unfruchtbar waren, leben auf
unter der südlichen Sonne, werden beschwerdefrei und fruchtbar.

Achten Sie darauf, jeden Tag, an dem die Sonne scheint, tatsächlich eine Stunde unter freiem Himmel zu verbringen.

Für Männer gilt dies übrigens auch. Doch Vorsicht: Zu viel
Sonnenlicht überreizt die Hypophyse und kann zu Sonnen-
stich, Schwindelgefühlen, Hautkrebs und dergleichen mehr
führen.

Ernährung

Wir brauchen möglichst naturbelassene, weitgehend unbehan-
delte Nahrungsmittel, in denen viel Sonnenkraft steckt. Inzwischen gibt es auch bei uns immer mehr Lebensmittelgeschäfte
bzw. -abteilungen, in denen organische bzw. biologisch-dyna-
mische Nahrungsmittel angeboten werden.

Frischer Salat, Früchte, Gemüse der Jahreszeiten, Vollwertgetreide, Vollwertreis, (unbestrahlte) Kartoffeln, Nüsse, sehr gutes
Öl (Weizenkeimöl mit viel Vitamin E, Sonnenblumenöl und Oli-
venöl[12]) sollten das Grundgerüst unserer Nahrung bilden.

Möglichst viel frisches Wasser oder auch leichte Kräutertees
bzw. verdünnte Fruchtsäfte sollten den Hauptteil unserer
Flüssigkeitsaufnahme ausmachen – mindestens acht bis zehn
Gläser (etwa 2 Liter) am Tag!

Bewegung

Wir alle wissen von der Notwendigkeit und tun doch nicht
genug für unsere körperliche Bewegung. Bewegung hält Ener-

Tägliche körperliche
Bewegung – also
Gymnastik, ein
Spaziergang oder ein
dauerhaft ausgeübter
Sport, der nicht
überanstrengt –
ist wichtig, weil
sie die Energien
im Fluss hält.

gien im Fluss und löst psychosomatische Blockaden. Besonders der Lymphfluss ist von der Körperbewegung abhängig. Das prämenstruelle Syndrom bzw. prämenstruelle Symptome (PMS), zum Beispiel Schwellungen oder Schmerzen in der Brust, Wasseransammlungen in den Beinen, Füßen und Händen, hängen oft mit gestauter Lymphflüssigkeit zusammen oder mit zu geringer Flüssigkeitsaufnahme.

Naturheilmittel

Wenn uns die Ernährung nicht (mehr) die notwendigen Lebens-Mittel zur Verfügung stellen kann und die oben genannten Mittel bereits ohne positive Wirkung eingesetzt wurden oder sich spezifische Beschwerdebilder zeigen, die einer medizinischen Behandlung bedürfen, halte ich aufgrund meiner Erfahrungen in der Praxis und von Studien folgende Naturheilmittel bzw. Therapieformen (in Absprache mit einem/einer professionellen Heilkundigen) für am sinnvollsten:

- *Mineralien und Vitamine* als Ergänzung zur Nahrung, vorzugsweise solche natürlichen Ursprungs.
- Die Schüßler'schen homöopathischen *Zellsalze* zur Regulierung des natürlichen Mineralhaushalts im Körper.
- *Homöopathie* als wichtigste Grundlage der naturheilkundlichen Behandlung.
- *Farblichttherapie* zur Harmonisierung der Drüsentätigkeit.
- *Bach-Blüten-Essenzen* zur Auflösung emotionaler Blockaden und zum Ausgleich des Seelenlebens.

Wir sind für unsere Umwelt unmittelbar mitverantwortlich durch unsere Lebensgewohnheiten. Aus spiritueller Sicht haben wir uns aber auch »ausgesucht«, jetzt hier, in dieser Zeit und an diesem Ort, zur Welt zu kommen und unser Leben zu führen. Insofern sind wir – oft, ohne es zu wissen – innerlich bereits darauf eingestellt, wie wir mit den vielfältigen Belastungen und Herausforderungen umgehen könnten, die sich aus der Umweltsituation für uns ergeben, wenn wir unsere geistigen Fähigkeiten ausbildeten und einsetzten.

Die Umweltverschmutzung mit ihren Folgen für die Qualität von Licht, Luft, Wasser und Nahrungsmitteln ist hinreichend bekannt. Die Belastungen durch elektromagnetische Störfelder und Frequenzen und die daraus entstehenden Folgen für unseren Organismus sind dagegen noch weithin unbekannt oder werden von so genannten wissenschaftlichen Experten als Hirngespinste oder Lappalien abgetan. Ein »Patentrezept« zum vollkommenen Schutz kann Ihnen leider niemand bieten. Ich gehe aber im zweiten Teil dieses Buches bei den einzelnen Beschwerden näher auf Ursachen, Wirkungen und Abhilfen von Strahlen ein.

Psychologische und spirituelle Hilfen

Die Erlebnisse und Erfahrungen von Frauen zu Beginn der ersten Menstruation (Menarche), während des Menstruationszyklus, in den Wechseljahren und in den Jahren danach haben nicht nur körperliche Ursachen und Dimensionen, sondern auch emotionale, mentale und spirituelle. Geist und Seele sind immer mitbeteiligt und stehen zumeist in Wirklichkeit im Mittelpunkt.

> Wir müssen uns mit den ungelösten psychischen Problemen auseinander setzen.

Deshalb müssen wir – wenn sich spezifische Beschwerden bemerkbar machen oder wir mit bestimmten Syndromen konfrontiert werden – uns auch mit den ungelösten psychischen Problemen auseinander setzen und mit unseren geistigen Herausforderungen. Dabei haben sich beispielsweise die folgenden Methoden allgemein bewährt:

- *ganzheitliche Körpertherapien und Massagen,* um Zusammenhänge zwischen körperlichen und seelischen Problemen zu erkennen und Energieblockaden aufzulösen (zum Beispiel Atemtherapie, Farbakupunktur, Akupressur, Shiatsu, Reflexzonenarbeit, Bindegewebsmassagen, Lymphdränage, osteopathische Lockerungsübungen (Stretching), Cranio-Sacral-Arbeit, Alta Major, Akupressurmassagen;
- *psychologische und bioenergetische Hilfen,* um Lebenszusammenhänge sowie positive und negative Prägungen zu erkennen und, wo nötig, aufzulösen bzw. zu ersetzen (jeweils nur unter bestimmten Voraussetzungen, die sich auch auf die Seriosität der BehandlerInnen und die Disposition der Patientin beziehen: Gesprächstherapie, Rückführungen, tiefenpsychologische Arbeit, Heilblüten-Farbkarten-Test, Gestalttherapie, Traumdeutung);
- *geistige Orientierungshilfen,* um neue Perspektiven für unser Leben zu gewinnen, um Energie nicht nur in die Beschäftigung mit alten Problemen, sondern ebenfalls in die Erarbeitung neuer Lebenspläne einzusetzen, um eine bewusstere Lebensführung möglich zu machen, um mehr Lebenssinn und damit auch mehr Lebensfreude zu verwirklichen (vor allem die Beschäftigung mit dem Selbstwertgefühl, positives Denken, Aura- und Chakraharmonisierung, Beschäftigung mit dem Leben nach dem physischen Tod, Karma, Mystik und Spiritualität, seriöse Lebensberatung aufgrund von Astrologie, Auswertung des Farbkartentests

und Bach-Blüten-Tests, der Tarot und »Channel-Informationen«, Meditation, Entwicklung einer eigenen echten Religiosität).

Spirituelle Lernaufgaben: Partner und Kinder

Einige zwischenmenschliche Probleme begleiten uns mehr oder weniger ein ganzes Leben lang. Wenn wir uns nicht darum kümmern, was wir aus den darin enthaltenen Herausforderungen lernen können, werden aus spirituellen Lernaufgaben psychosomatische Beschwerden oder sogar Leiden. Bevor wir zu einer Fülle von Hinweisen zu einzelnen so genannten Frauenbeschwerden, Ursachen und Behandlungsvorschlägen kommen, möchte ich Ihnen deshalb nun jene größeren Zusammenhänge mit wenigen Stichworten in Erinnerung rufen, welche den Hintergrund für das Auftreten von Beschwerden bilden.

Geheimnisse von Liebe und Erotik

Das »Geheimnis« eines erfüllten Liebeslebens ist Sinnlichkeit auf der Grundlage tief empfundener Liebe und menschlicher Nähe. Das klingt wie eine Binsenwahrheit, es ist auch eine, und dennoch wird so häufig übersehen, dass Sexualität ohne Liebe einer der Hauptgründe für psychosomatische Frauenbeschwerden ist.

Doch was tun, wenn die Frau zu einem positiven Liebesleben bereit ist, es ersehnt und sich darum bemüht, der Mann aber nicht? Auf Patentrezepte wird man auch bei diesem Problem vergeblich hoffen, vielleicht helfen aber folgende Überlegungen: Kann es sein, dass sich der Mann nicht

Sexualität ohne Liebe führt früher oder später zu Energieleere und emotionalen Verhärtungen und Blockaden.

wertvoll genug fühlt, findet er Bestätigung im Berufsleben, bestätigen Sie ihn als »männlichen Teil der Schöpfung«? Oder rennt er einem Ideal nach, beruflich oder privat, das es nicht gibt oder das nicht zu ihm passt? Erwartet ein Partner in der Beziehung, dass ihm der andere gehört, anstatt davon auszugehen, dass man zusammen ist? Wenn es irgend geht, besuchen Sie gemeinsame Partnerschaftsseminare – die gibt es für jede Altersgruppe. Zeigen Sie Zärtlichkeit! Wenn der Mann aber partout jedes Interesse an einer echten Beziehung verloren hat (und womöglich andere Beziehungen nebenher sucht), müssen Sie sich eventuell auch überlegen, ob Sie die Beziehung aufrechterhalten wollen.

Ihr Selbstwert als Frau ist gleich groß – ob mit oder ohne Mann. Viele, sehr viele Frauen wissen oder glauben das (noch) nicht und meinen, ohne Mann nichts wert zu sein. Eine Zeit des ruhigen Alleinseins wird Ihnen das Gegenteil zeigen können. Eine neue Beziehung, in die man, unmittelbar aus einer alten kommend, »hineinstolpert«, ist meistens durch eine Vielzahl ungelöster Themen und Blockaden der alten Beziehung belastet.

Wir sollten uns *vor* einer Intimbegegnung fragen: Mit wem möchte ich nicht nur sexuelle Erregung, sondern auch die Energien all seiner früheren PartnerInnen tauschen?

Kinderschaft, die Freude an der seelisch-körperlichen intimen Begegnung und manchmal das Bemühen um tantrisch-spirituelle Bewusstseinsentwicklung sind die wesentlichen Motivationen für unser Liebesleben. In den Vor-Aids-Zeiten wurde allerdings lange Zeit von vermeintlich sexuell befreiten Menschen übersehen, dass jede sexuelle Vereinigung mit einem anderen Menschen eine ziemlich komplexe Vermischung und Verbindung feinstofflicher Energien und damit auch gewisse emotionale und spirituelle Abhängigkeiten mit sich bringt. Vereinfacht ausgedrückt, geht es dabei um Folgendes: Jede

Lebenserfahrung prägt uns – körperlich, gefühlsmäßig, geistig. Unsere Zellen nehmen diese Prägungen auf, und die Energien dieser Prägungen schwingen auch in unseren Kraftzentren (Chakras) und in unserer Auraausstrahlung. Wenn wir mit einem Menschen intime Beziehungen aufnehmen, bringen wir alle unsere derartigen Prägungen mit, und umgekehrt nehmen wir auch alle seine vergangenen Einflüsse in unserem Energiefeld auf.

Die Frage liegt nahe, ob nicht zumindest in einer langjährigen Partnerschaft andere Einflüsse der Vergangenheit an Wirksamkeit verlieren oder sogar ganz aufgelöst werden können. Manche Emotionalkörpertherapien beanspruchen, dass sie solche Prägungen bis hinein in die Zellebenen wirkungsvoll auflösen können. Einige östlich inspirierten Entwicklungswege verkünden, dass mit ihren Methoden altes »Karma« aufgelöst werden kann. Ich habe in Bezug auf beiderlei Behauptungen meine Zweifel. Nach meiner Erfahrung gibt es aber homöopathische Mittel, die – weil Homöopathie bekanntlich feinstofflich und energetisch wirkt – neben dem genauso notwendigen Bewusstseinswandel des betreffenden Menschen hilfreich sind. Es handelt sich dabei um Hochpotenzen der Mittel *Luesinum*, *Tuberculinum*, *Medorrhinum* sowie Schockmittel wie *Aconit* und *Opium* (verschreibungspflichtig). Selbstverständlich muss der/die erfahrene HomöopathIn individuell repertorisieren (siehe Seite 97ff.).

Höhen und Tiefen gibt es ja bekanntlich in jeder langjährigen Ehe oder Partnerschaft. Dieses Buch ist und kann kein Ratgeber für Partnerschaftsfragen sein, ich möchte aber doch zwei wichtige Impulse zu diesem Thema vermitteln:

1. Versuchen Sie gemeinsam mit Ihrem Partner, eine offene, vertraute, von Vorwürfen und Erwartungen freie, »reife« Kommunikation aufzubauen. Besprechen Sie frühzeitig

Probleme, die sich abzeichnen. Der Punkt, an dem ein kurzes Gespräch hilfreich ist, kann schneller, als man möchte, vorübergehen, und aus einem Problemchen wird dann ein Konflikt.

2. Bemühen Sie sich um eine Balance zwischen der Sehnsucht nach Intimität und Nähe einerseits und der Notwendigkeit für Freiraum andererseits. Sosehr vor allem wir Frauen uns vielleicht das Gegenteil wünschen und erhoffen: Viele Menschen werden sich ein ganzes Leben lang immer zumindest etwas fremd sein und fremd bleiben. Wer will behaupten, das sei zu ändern? Was ist der Ausgleich, für alle Menschen, nicht nur für Frauen? Dass wir unseren geistigen, unseren inneren seelischen Selbstwert erforschen und einen Bezug zum Partner bzw. zur Partnerin finden, der »überpersönlich« ist. Mit »überpersönlich« meine ich, dass wir nie von Ego zu Ego verschmelzen und eins werden können, sondern nur auf jener Ebene, die oberhalb unser beider Ego ist – nämlich auf den spirituellen und religiösen Bewusstseinsebenen.

Enttäuschungen, Eifersucht und andere Partnerschaftsprobleme

Damit wir frühe oder späte Verbitterung in Bezug auf Partnerschaftsprobleme und die daraus resultierenden gesundheitlichen Folgen im ureigensten Interesse weitgehend vermeiden, müssen wir uns zwei Grundtatsachen des Lebens in unser Bewusstsein rufen:

1. Fast immer sind die »Schuldanteile«, lieber möchte ich sie die »Verantwortungsanteile« nennen, ziemlich genau 50 Prozent zu 50 Prozent. Diese Einsicht allein kann schon therapeutische Wirkung haben. Wenn ich akzeptiere, dass

ich selber Fehler gemacht und zur »Ent-Täuschung« beige-
tragen habe, vermag ich mich leichter aus den komplizier-
ten Verwicklungen nicht zu klärender Konflikte und Krisen
zu lösen – falls notwendig, auch vom Partner. (Das gilt in
begrenztem Maße leider auch für missbrauchte und miss-
handelte Frauen, die einsehen müssen, dass sie sich spätestens nach diesen Ereignissen trennen *müssen*. Vorübergehende emotionale und berufliche Nachteile sind *nie* so un-
überwindlich wie ein fixierter Charakterzug eines anderen
Menschen.) Ich muss mich also prüfen, welchen Anteil ich
an der Situation trage, welche psychologischen Muster sich
in meinen Partnerschaftsbeziehungen wiederholen, welche
Erwartungshaltungen, welche Enttäuschungen. Ich muss
mich selbst fragen, ob ich sie aus Bequemlichkeit oder Ego-
bzw. anderen Gründen immer weiter wiederholen bzw. beibehalten will oder nicht.

2. Alle Erfahrungen, die wir machen, sind nicht zufällig, sondern bergen einen Sinn. Der Sinn ist uns nicht unbedingt
immer gleich offenbar – häufig behindern rosige Vorstellungen oder ichhafte (nur auf sich selbst bezogene) Festle-
gungen unseren klaren Blick. Doch seien Sie sicher: Jedes
einzelne Geschehen in unserem Leben ist notwendig, damit
wir etwas daraus lernen. Das bedeutet nicht, unser Dasein
sei so vorherbestimmt, dass wir nichts daran ändern können. Ganz im Gegenteil: Wir können unsere menschliche
Entscheidungsfreiheit dazu benutzen, bewusste und intelli-
gente Erfahrungen (und PartnerInnen)
auszusuchen, oder wir können uns
mehr oder weniger treiben lassen oder
unserem jeweiligen Egozustand folgen.
In jedem Fall gilt, dass es ja unser Leben ist, das wir durchleben und teilweise auch durchleiden. Also sollten wir

> Alles, was geschieht,
> sollten wir als
> Lektionen erkennen, als
> Möglichkeiten, etwas
> Wesentliches für unser
> Leben zu lernen.

im eigenen Interesse so viel wie möglich aus Enttäuschungen lernen, um für uns und andere Menschen ein harmonisches Leben gestalten zu können.

Geistige Hintergründe von Kinderschaft und Kinderlosigkeit

Auch beim Thema Kinder ist es wichtig, dass wir nach dem Sinn von Ereignissen im Leben fragen. Wenn wir Kinder haben, können wir uns einstimmen auf die Frage, warum diese Seelen zu uns Müttern gekommen sind. Wir können ergründen, was sie uns zu geben und zu lehren haben und was wir ihnen mitteilen

Kinder zu bekommen und großzuziehen ist eine Chance für uns Frauen, ganz unmittelbar an der Schöpfung mitzuwirken!

können. Sie dürfen davon ausgehen, dass nichts im Leben zufällig ist. Es ist kein Zufall, dass Sie die Kleider tragen, die Sie gekauft haben, oder das Essen zu sich nehmen, das Sie gekocht haben. Es ist noch viel weniger Zufall, dass wir gerade diese Kinder und nicht andere haben.

Mit einem gewissen Abstand der Reife, wenn sowohl Eltern wie auch Kinder etwas älter geworden sind, hat man eine gute Gelegenheit, in der Rückschau vieles besser zu verstehen. Ich wünsche Ihnen, dass Sie spätestens jetzt das vertraute Gespräch mit Ihren Kindern bzw. mit Ihren Eltern suchen und finden – ohne Erwartungen, ohne Vorwürfe, sondern mit Liebe oder zumindest Verständnis.

Der spirituelle Hintergrund von Kinderschaft ist Ihnen vermutlich bekannt: Seelen haben sich »verabredet«, sich gegenseitig in unterschiedlichen Beziehungsmustern bei der Entwicklung ihrer schicksalhaften Aufgaben und der Anwendung von kreativen Fähigkeiten zu helfen. Man könnte das in der Sprache der indischen Philosophie auch anders nennen: Seelen helfen sich gegenseitig, das jeweilige Karma zu erfüllen.

Wenn man nicht an Reinkarnation glaubt, kann man es auch so sehen, dass die Kinder für uns Herausforderungen sind, durch unser Wirken ihnen und uns zur Persönlichkeitsentfaltung zu verhelfen und die Idee eines harmonischen, humanen Lebens auf der Erde zu verwirklichen.

Wenn wir an Reinkarnation glauben, so können wir in unseren Kindern Seelenpartner und Begleiter einer langen spirituellen Bewusstseinsreise sehen, die durch viele Leben und Epochen in unterschiedlichen Körpern führt – mal als Geschwister, mal als Liebhaber, mal als Eltern und Kinder und so fort. Kinderschaft bedeutet auf jeden Fall, dass wir etwas von uns selbst, von unserer Energie, unserer Liebe, unserer Aufmerksamkeit, unserer Zeit, unserem Geld und vielem mehr teilen.

Der spirituelle Hintergrund von Kinderlosigkeit hat nach meiner Erfahrung – soweit man so etwas in ja recht groben Kategorien überhaupt einteilen möchte – drei Gesichter:

1. Eines ist die Scheu vor der Verantwortung und die Sorge, dass die eigene Entfaltung durch Kinder zu kurz kommt. Kinderlose Frauen mit einem solchen Hintergrund sind »junge Seelen«, die erst einmal sich selbst besser kennen lernen und ausleben möchten – und müssen! Mit diesen Bemerkungen ist keinerlei Kritik verbunden; denn jede Seele weiß selbst am besten, welche Art von Lebensplan sie verfolgen soll.

2. Das zweite Gesicht ist das jener inspirierten Frauen, die in der Hingabe an andere Aufgaben eine schöpferische Erfüllung finden – als Künstlerin, Muse, Wissenschaftlerin, im sozialen Dienst Tätige usw. –, die im emotionalen Wert jenem der Kinderschaft in nichts nachsteht.

3. Wie steht es nun bei den Frauen, die gern Kinder haben würden, bei denen es aber aus unterschiedlichen Gründen

nicht dazu gekommen ist? Hier hat die Kinderlosigkeit ein drittes Gesicht: den Auftrag des Schicksals, des Lebens oder des Karmas – wie Sie wollen –, sich mit dem Thema unerfüllter bzw. unerfüllbarer Wünsche auseinander zu setzen und die seelische Reifung zu gewinnen, dass man die eigene Identität nur über sich selbst definieren muss. Kinder als »Ventil« oder »Ersatz« für andere Lebensmotivationen fallen also aus, und wir müssen uns selbst im Spiegel betrachten. Gerade solche Frauen haben übrigens häufig reiche mediale Fähigkeiten zur Verfügung, wenn sie über die Schwelle des Selbstmitleids oder des Haderns mit dem Schicksal einmal hinweggekommen sind.

Teil II: Hilfen aus der Naturheilkunde

»Ich habe viele Arten von Medizin ausprobiert, aber fand keine wirkungsvoller als die Liebe. Wenn Liebe in einem Teil des Körpers anfängt, breitet sie sich aus und verwandelt den ganzen Körper in Gold.«

Kabir

Frühe Signale und spätere Leiden

Fast alle »Frauenbeschwerden« sind keineswegs nur der Zeit der so genannten Wechseljahre zu Eigen oder vorbehalten, sondern sie können in der einen oder anderen Form schon lange vorher auftauchen. Da sie allerdings selten so geballt und so massiv auf den Plan treten, übergehen wir Frauen einzelne frühe Signale unseres Organismus gern – oft schon allein deshalb, um der Familie und der Umgebung nicht »zur Last zu fallen«. Je länger wir aber diese Signale missachten, die uns darauf hinweisen, dass wir uns mehr um uns selbst kümmern sollten, desto stärker machen sie sich dann später in Form von echten Beschwerden und Leiden bemerkbar. Insofern ist es auch für jüngere Frauen sinnvoll, sich mit den im Folgenden genannten Problemkreisen zu befassen.

Diese Übersicht nennt die häufigsten und wichtigsten Symptombilder; sie erhebt natürlich nicht den Anspruch auf Vollständigkeit und ersetzt auch keineswegs den Rat eines kompetenten medizinischen Behandlers oder einer Behandlerin!

Ich empfehle in der homöopathischen Therapie für geistig-spirituell entwickelte Patienten so genannte Hochpotenzen, also ab C30 oder D30 aufwärts. In manchen Fällen reichen ein- oder zweimalige Gaben, in anderen bedarf es einer mehrwöchigen homöopathischen Behandlung. Die meisten homöopathischen Mittel sind frei verkäuflich und können in guten Apotheken bezogen werden. Zur Bestimmung der Potenz und der Dosierung bedarf es im Regelfall des sachkundigen homöopathischen Rats eines geprüften medizinischen Behandlers (Adressen erhalten Sie beispielsweise vom Fachverband Deutscher Heilpraktiker [siehe Anhang]).

Unsere Beschwerden sind ebenso wie wir selbst sehr individuell: Griffige Patentrezepte und Wunderkuren, die für alle Menschen bei allen Krankheiten wirken, gibt es nicht – schon gar nicht in der Homöopathie. Ich erwähne bis auf wenige Ausnahmen dennoch immer wieder neben anderen Maßnahmen auch homöopathische Mittel, wie sie sich in meiner Praxis bewährt haben, weil sich nach der sorgfältigen Repertorisierung gute Erfolge verzeichnen ließen (die Repertorisierung ist die Bestimmung des richtigen Mittels für die/den Einzelnen anhand ihrer/seiner Krankengeschichte und individuellen Eigenarten).

Bei unerklärlichen Symptomen können auch geopathische Störzonen oder elektromagnetische Strahlungen ursächlich sein.

Zur Farbtherapie in der Selbstbehandlung kann man Farbhandlampen verwenden; Bach-Blüten nimmt man normalerweise mindestens 4-mal am Tag, jeweils 3 bis 5 Tropfen auf 1 Glas Wasser (Literatur und Bezugsquelle siehe Anhang).

Es ist inzwischen unumstritten, dass Kreuzungspunkte von unterirdischen Wasseradern, Erdstrahlenlinien und Erdenergiegitter Störzonen mit gesundheitsschädigenden Wirkungen bilden können. Sicher haben Sie schon mehrfach von sich häufenden »unerklärlichen« Autounfällen an eigentlich problemlosen Straßenabschnitten gehört – ein drastisches Beispiel für die Tücken solcher Kreuzungspunkte. Und in Bezug auf die Strahlung, die von Elektrogeräten einschließlich

Heizdecken, Fernsehern und Computerterminals, aber auch von schlecht abgeschirmten Leitungen, falsch eingesteckten Steckern, elektronischen Rechengeräten usw. ausgeht, hat sogar die amerikanische Umweltschutzbehörde EPA festgestellt, dass manche elektromagnetische Felder wahrscheinlich »karzinogen für Mensch und Tier«, also krebsauslösend wirken. Mit diesen Hinweisen will ich Ihnen keine Angst machen, sondern Ihr Bewusst-Sein dafür schärfen, dass viele vermeintlich »unerklärliche« Symptome und Beschwerden darin eine sehr direkte Erklärung finden und man in dieser Richtung also auch etwas unternehmen muss, um sich zu schützen.

Schlüssel und Heilungsvorschläge

Abgang, Abtreibung

Siehe unter dem Stichwort »Folgen von Fehlgeburt, Abtreibung, Abgang«.

Allergien

Symptombild:
Allergische Reaktionen als eine Form von »Frauenbeschwerden« machen sich vor allem bemerkbar als rote Flecken; Quaddeln; Schwellungen, besonders an Augen, Lippen und Genitalien; Juckreiz, auch im Genitalbereich.

Ursachen und Bedeutung:
Zu den wesentlichen *materiellen* Ursachen einer Allergie gehören Synthetikstoffe in der (Bett)wäsche, aber auch Substanzen bei Kondomen, Kupferspiralen und mancherlei anderen

Verhütungsmitteln; künstliche Farbstoffe im Essen; Raucher in der unmittelbaren Umgebung; viele (Haushalts)desinfektionsmittel, Weichspüler, Intimsprays, parfümierte Seifen, synthetische Parfüms etc.; unedle Metalle bei Plomben oder Implantaten.

Zu Allergien kann es sowohl aufgrund materieller wie auch psychischer Ursachen kommen.

Die wesentliche Ursache für *psychisch bedingte* Allergien von Frauen ist die innere Abneigung oder Ablehnung gegen Eigenschaften einer Person (auch des eigenen Partners!) bzw. gegen die Person selbst, die man sich aber nicht eingesteht. Die Handlungsweise oder die ganze Person ist einem zuwider.

Allergie kann auch eine Hitzeentwicklung mit sich bringen, weil der Organismus die Substanz, welche die Allergie auslöst, verbrennen will. Das kann zu den typischen roten Flecken auf der Haut und zu Fieber führen.

Behandlung:
Zunächst muss festgestellt werden, ob es sich um eine materiell oder psychisch bedingte allergische Reaktion handelt.

• Bei der materiell bedingten muss der auslösende Stoff bestimmt werden. Dieser Stoff muss dann von der Patientin vermieden und schließlich müssen Reste des Allergieauslösers im Körper bzw. eventuell noch vorhandene Schwingungsinformationen der Allergie im Körper herausgelöst werden. Dazu empfiehlt sich neben klassischen homöopathischen Mitteln – wie etwa *Hepar sulfuris, Nux vomica* und *Sulfur* – beispielsweise eine Reinigungs- und Fastenkur. (Das Hormon Cortison ist kein Heilmittel im eigentlichen Sinne und sollte – wenn es sich nicht um lebensbedrohliche Situationen handelt – im eigenen Interesse vermieden werden.)

- Bei psychisch bedingten Ursachen für Allergien bedarf es einer emotionalen Klärung für sich selbst, beispielsweise mit dem »Heilblüten-Farbkarten-Test« – eventuell mithilfe eines Behandlers oder einer Behandlerin –, damit wir uns nicht unnötig etwas »vormachen«, und dann einer geeigneten Auseinandersetzung bzw. Auflösung der Ursachen. Von der naturheilkundlichen Seite her haben sich in solchen Fällen die Bach-Blüten-Essenzen sehr bewährt, weil sie direkt auf die Schwingungsebenen der Psyche wirken. Ein einfaches, offenes und vertrauensvolles Gespräch mit einer unbeteiligten Person kann schon Wunder wirken – es ist besser, dieses Gespräch nicht mit der »besten Freundin« zu führen, sondern mit einem Therapeuten, falls es mit dem eigenen Partner (noch) nicht geht.

Farbtherapie:
Betroffene Stellen mit *Grün* (zur Neutralisierung) und *Blau* (zur Beruhigung) bestrahlen; mit *Orange* (zur Entspannung von Verkrampfungen) die Mitte der Schamhaargrenze bestrahlen.

Bach-Blüten:
Aus der Gruppe 5, »Überempfindlichkeit«: *Agrimony, Centaury, Holly, Walnut;* aus der Gruppe 7, »Übertriebene Sorge um das Wohl anderer«: *Chicory.*

Allgemeine Schwächezustände

Symptombild:
Man ist zu schwach, um die Anforderungen des Alltags zu erfüllen; schon beim Aufwachen morgens müde; zu kraftlos, um geplante Vorhaben wirklich auszuführen; Antriebsschwäche und Lustlosigkeit. Die Schwäche kann sowohl körperlich wie auch geistig sein.

Ursachen und Bedeutung:

Schwäche lässt auf eine unzureichende Erholung von früheren Anstrengungen schließen, zum Beispiel Krankheit und Medikamente, Operation, Schwangerschaft, Fehlgeburt, Abtreibung, körperliche und/oder geistige Strapazen in Familie oder Beruf, mangelhafte Ernährung, Fernreisen, Lebensmittelvergiftung; Durchfall (zum Beispiel infolge von Abführmitteln!); geopathische Störzonen!

Anhaltende Schwächezustände sind ein Hinweis darauf, dass der betreffende Mensch sich, aus welchen Gründen auch immer, nicht genügend um sich und seine eigenen vitalen Bedürfnisse kümmert.

Es kann sich aber auch – in seelischer Hinsicht – darum handeln, dass wir unsere Wünsche und Sehnsüchte (noch) nicht genügend auf unsere tatsächlichen Lebensverhältnisse eingestellt haben. Unsere Gedanken sind dann nicht bei den unmittelbar und real uns selbst betreffenden Angelegenheiten, sondern wir sorgen uns zum Beispiel zu sehr um andere oder lassen uns von Kummer überwältigen. Manchmal wenden wir (unnötig) Energie auf für die Abwehr uns unliebsamer Eindrücke und Einflüsse.

Behandlung:

Körperliche Bewegung im Sonnenlicht, viel Frischluft und tiefes, ruhiges Atmen; ausgewogene Ernährung und eventuell Zellsalze zur Regulierung des Mineralhaushalts – *Kalium phosphoricum D6* bei Mineralverlust infolge Durchfall/Abführmittel. Lassen Sie feststellen, ob Sie auf geopathischen Störzonen schlafen bzw. arbeiten, und verrücken Sie notfalls Bett oder Arbeitsplatz; machen Sie *Erholungs*urlaub (auch ruhig einmal ohne Mann und Kinder, wenn diese sich eine Zeit lang selbst versorgen können).

Zu den wichtigen homöopathischen Mitteln gehören:

- *Arsenicum album* bei Schwäche durch Lebensmittelvergiftung;
- *Carbo vegetabilis* bei nicht auskurierten Krankheiten oder zu großen Stressbelastungen;
- *Conium,* wenn die Schwäche im unteren Rücken und im Unterleib besonders spürbar ist.

Eine »allgemeine Schwäche«, die mit den physiologischen Vorgängen in der Menopause zusammenhängt, existiert nicht. Eine psychische Schwäche in der Menopause – zum Beispiel aufgrund von Zweifeln am Selbstwert, durch deprimierende Gefühle, Unverstandensein durch den Partner, Kummer, Ärger, Abnabelung von den Kindern, zeitweise geistige Orientierungslosigkeit – kann homöopathisch behandelt werden mit *Calcium phosphoricum, Ignatia* oder *Acidum phosphoricum.*

Farbtherapie:
Mit *Orange* (vor allem bei Schwächen im Zusammenhang mit dem Unterleib) die Mitte der Schamhaargrenze bestrahlen; *Rot* (vor allem bei Antriebsschwäche) am Steißbein; *Gelb* (bei Zweifeln und Ängsten) am Ende des Brustbeins; *Grün* (bei übertriebener Sorge um andere) aufs Herzchakra.

Bach-Blüten:
Aus der Gruppe 7, »Übertriebene Sorge um das Wohl anderer«: *Beech;* aus der Gruppe 1, »Angst«: *Red Chestnut;* aus der Gruppe 2, »Unsicherheit«: *Wild Oat, Hornbeam;* aus der Gruppe 3, »Mangelndes Interesse«: *Olive.*

Symptombild:

In den Wechseljahren empfinden viele Frauen manchmal bewusst »Angstwellen«, andere eine teils ständige unterschwellige Angst. Sie kann sich körperlich bemerkbar machen mit »flatterndem Magen«, Herzstichen, eingeschnürter Kehle, Druck auf der Brust bzw. Beklemmungen, schwitzenden Händen, kalten Füßen, Blässe im Gesicht, Durchfall, Platzangst, Herzrasen, Fieber, Krämpfen, Unruhe, Konzentrationsmangel, Gefühlen von Handlungsunfähigkeit, das Bedürfnis, sich einzuschließen, Angst vor Menschen, Angst vor Dunkelheit, Angst vor dem Telefon oder Angst vor Geräuschen.

Ursachen und Bedeutung:

Die Angst, allein zu sein, tritt in der Menopause am häufigsten auf. Aber Angst hat auch viele andere Gesichter: die Angst vor dem Älterwerden; die Angst, nicht (mehr) geliebt bzw. begehrt zu werden; die Angst, nicht (mehr) gebraucht zu werden; Angst vor der vermeintlichen Sinn- oder Ziellosigkeit des Lebens (siehe auch das Stichwort »Depressionen«); Angst, das Leben »verpasst« zu haben; (unbegründete) Angst vor Krankheiten; Angst, dass irgendetwas Unheilvolles passieren könnte; Angst, keinen Selbstwert (mehr) zu besitzen bzw. ihn nie gewonnen oder inzwischen verloren zu haben; Angst vor Neuem und vor der Zukunft. (Eine gar nicht so seltene Nebenwirkung dieser Angst vor der Zukunft ist die Ausbildung hellseherischer Fähigkeiten, die manche Frauen dann erneut beunruhigen kann. Es ist bekannt, dass in Kriegs- und Krisenzeiten Frauen vermehrt in Visionen »sahen«, was ihren Männern geschah.) Angst kann auch regelrecht krank machen – sodass also die Ursache von »normalen« Krankheiten durchaus auch in Angst bestehen kann.

Alle Ängste lassen sich letztlich auf die Angst zu sterben und die Angst vor dem Tod zurückführen. Solange wir nur die körperlichen und gefühlhaften Dimensionen unseres Lebens erfahren haben und solange wir unser Leben lediglich im Rahmen unseres zeitlich begrenzten Aufenthalts auf dieser irdischen Ebene begreifen können, so lange werden wir Angst haben. Angst ist eine Urform, eine archetypische menschliche

> Jede Angst ist letztlich ein Ausdruck der Angst zu sterben und der Angst vor dem Tod

Reaktion auf die mysteriöse »Herausforderung Leben«. Angst kann uns lähmen – oder sie kann uns anspornen, das Geheimnis des menschlichen Lebens tiefer zu ergründen.

Die esoterische Bedeutung von Angstempfindungen ist die Aufforderung einer höheren Seeleninstanz an die Persönlichkeit und das Ego, in sich selbst die innere Mitte des Urvertrauens in den Sinn des Lebens zu finden und sich selbst als Teil eines umfassenden, nicht »angreifbaren« Bewusstseins zu erkennen. Angst ist immer ein Thema der spirituellen Selbstverwirklichung! Durch Angst ist man oft wie abgesondert aus der menschlichen Umwelt.

Behandlung:

Wie können wir mit Angst am sinnvollsten umgehen? Wie können wir Angst am besten überwinden? Ich möchte auf zwei wesentliche Schritte bei der Bewältigung dieses manchmal unfassbar großen Existenzproblems hinweisen.

1. Zunächst einmal hilft es psychosomatisch nachhaltig, die Ursache(n) für die Angst zu orten. Dazu gehört, dass wir uns Ängste eingestehen und uns dafür nicht verurteilen, dass wir Ängste nicht verdrängen oder sie vor unserer Familie oder guten Freunden verstecken. Angst ist ein normaler Aspekt jedes fühlenden Lebens.

Dann sollten wir uns fragen, woher die Angst kommt. Kommt sie von »außerhalb« – Autounfall, Krieg, Operation – oder von »innerhalb« durch diffuse Befürchtungen ohne solche konkreten Anlässe?

Wenn die Angst von innen kommt, dürfen wir gewiss sein, dass dort innen nicht nur der Ursprung des Problems, sondern auch seine Lösung vorhanden ist. Meditation, positives Denken, Affirmationen und Ähnliches sind oft wirksam.

Häufig wird auch ein Geschäft mit der Angst betrieben; manche Politiker, Ideologen, Geschäftemacher, gewisse kirchliche Theologen und Dogmatiker wie auch Sektierer bedienen sich vielfältiger Angstszenarien, um uns zu einem bestimmten Verhalten, einer speziellen Stimmabgabe oder einer Mitgliedschaft zu bewegen. Wenn mit Angst im Umgang zwischen Menschen operiert wird, so sollte man, wenn irgend möglich, solche Personen und solche Situationen meiden.

2. Und schließlich »zwingt« uns Angst dazu, uns mit den höheren Ebenen der Seele, des Geistes und der inneren schöpferischen und göttlichen Kraft jedes Menschen auseinander zu setzen – uns also auf den bewussten Weg der Suche nach Sinn, nach Re-ligion (Rück-Verbindung) zu begeben. Angst ist das »negativ verzerrte Spiegelbild« der schöpferischen Kräfte und des schöpferischen Sinns, die den Grund unseres menschlichen Lebens ausmachen. Auch hier hilft Meditation – und *Gebete*. Ein Gebet kann lauten, dass wir Gott oder die höhere geistige Kraft in uns bitten, uns die Angst und die Sorge um einen Menschen oder eine Angelegenheit abzunehmen, dass wir unsere Angst dieser Instanz also sozusagen zu Füßen legen und damit abgeben. Die Bibel weiß: »Seid fröhlich in Hoffnung, geduldig in Trübsal und haltet an am Gebet« (Römer 12, 12).

Es kommen folgende homöopathischen Mittel infrage:

- *Aconit* gilt als das Hauptmittel bei Angst vor Einsamkeit oder davor, nicht (mehr) geliebt zu werden;
- bei Platzangst nimmt man vorzugsweise *Sepia;*
- bei Angst, nicht allein an einem Ort sein zu können, *Arsenicum album;*
- bei Angst von überempfindlichen Menschen *Chamomilla* und *Nux vomica.*

Farbtherapie:
Mit *Gelb* den Solarplexus (unterhalb des Endes des Brustbeins) bestrahlen.

Bach-Blüten:
Aus der Gruppe 1, »Angst«, kommt meistens *Red Chestnut* in Betracht; aus der Gruppe 4, »Einsamkeit«: *Heather.*

Ausfluss

Symptombild:
Jeglicher vaginaler Ausfluss außer Menstruationsblut wie klare, gelbliche, gelblich-grünliche oder milchige Sekrete oder wie wässriges Blut; teilweise auch übel riechend.

Ursachen und Bedeutung:
Eventuell ist eine Geschlechtskrankheit die Ursache. Es gibt aber auch psychosomatische Auslöser wie Kummer und Sorgen, starker Stress und Schocks. Ausfluss kann ebenso durch Unterleibserkältungen verursacht werden. Natürlich führen auch sexuelle Funktionen und erotische Stimmungen zu Ausfluss, aber anderer, nicht Besorgnis erregender Natur.
Jede Ausscheidung stellt einen Reinigungsprozess dar. Insofern

sollte man Ausscheidungen nicht unterdrücken, so unliebsam sie momentan erscheinen mögen, sondern dem Organismus helfen, auf die richtige Weise auszuscheiden – nämlich über die Darm- und Nierenfunktionen, über das Schwitzen durch die Haut, Tränen und den halbjährlichen Schnupfen, der gesund ist. Dabei helfen die Schüßlersalze (siehe unten).

Ausscheidungen gehören zu einem Reinigungsprozess, den man nicht unterdrücken, sondern gegebenenfalls wieder in die richtigen Bahnen lenken sollte.

Esoterisch betrachtet ist jede Ausscheidung ein Hinweis auf Energieströme, die zu fließen beginnen. Nicht nur körperliche, sondern auch angestaute emotionale und geistige Schlacken bzw. Belastungen sollen ausgeschwemmt werden. Es ist oft so, als ob das Herz »ausblutet« oder die nicht geweinten Tränen sich einen anderen Weg und Ort als die Augen suchen.

Behandlung:

Suchen Sie gegebenenfalls Ihren Gynäkologen bzw. Ihre Gynäkologin auf, um überprüfen zu lassen, ob eine Geschlechtskrankheit vorliegt (Geschlechtskrankheiten dürfen nur ärztlich behandelt werden).

Einige der Schüßler'schen Zellsalze haben sich zur Unterstützung der Behandlung, oft auch zur Heilung, in der Medizinpraxis bewährt. Dr. Schüßler ging davon aus, dass die Farbe jeglicher Körperausscheidungen, also zum Beispiel sowohl Katarrhe wie eben auch Vaginalausscheidungen, Hinweise auf den jeweiligen Mangel im Mineralhaushalt des Körpers geben:

- bei glasklaren Ausscheidungen *Natrium muriaticum D6;*
- bei milchigen bis grauweißen Ausscheidungen *Kalium chloratum D6;*
- bei gelblichen Ausscheidungen *Kalium sulfuricum D6;*

- bei gelblich-grünlichen Ausscheidungen *Natrium sulfuricum D6;*
- bei weißlichen, griesigen Ausscheidungen *Calcium phosphoricum D6* und *Natrium muriaticum D6;*
- bei blutig-eitrigen Ausscheidungen *Calcium sulfuricum D6.*

Aus der Homöopathie empfehlen sich hauptsächlich:

- *Calcium carbonicum, Sepia, Pulsatilla* und *Graphites;*
- bei unangenehm riechendem Ausfluss *Mandragora* oder *Hepar sulfuris;*
- wenn der Ausfluss auch wund macht, *Creosotum* oder *Carbo vegetabilis.*

Farbtherapie:
Grün auf das Herzchakra strahlen; *Rosa* auf das physische Herz.

Bach-Blüten:
Aus der Gruppe 7, »Übertriebene Sorge um das Wohl anderer«: *Vervain;* aus der Gruppe 4: »Einsamkeit«, *Impatiens.*

Blutungen

Symptombild:
Uns vertraut sind die zyklischen Menstruationsblutungen; vor allem in den Wechseljahren können aber bisweilen länger anhaltende Blutungen auftreten, die nicht normal sind, oder kurzfristige Zwischenblutungen.

Ursachen und Bedeutung:
Bitte suchen Sie eine gynäkologische Praxis auf, wenn Sie außerhalb der Menses Blutungen haben. Ursache der Menstrua-

tionsblutung ist die Abstoßung und Ausschwemmung von Gewebe aus der Gebärmutter.

In der Schwangerschaft kündigt sich möglicherweise ein Abgang bzw. eine Fehlgeburt mit Blutungen an.

Ursachen von lang andauernden Blutungen können Myome (gutartige Tumoren) sein, Polypen und Fibroide (gutartige Wucherungen) oder andere, auch »bösartige« Tumoren – die fast immer durch elektromagnetische Strahlungen und geopathische Störzonen ausgelöst werden! Solche Strahlenbelastungen können auch unmittelbar zu Blutungen führen. Eventuell muss ein hochgradiger Vitamin-B-Mangel in Betracht gezogen werden.

Ursachen von kurzen »Zwischenblutungen« können der Eisprung in der Mitte des Zyklus sein, hormonelle Umstellungen, aber auch Reisebeschwerden mit extremen Klimaveränderungen oder Schreckzustände. Eigenartigerweise treten Blutungen in den nördlichen Ländern offensichtlich häufiger auf als in südlicheren – vielleicht, weil die Menschen dort weniger Lebensfreude haben und sich der Körper deshalb intensiver immer wieder reinigen und erneuern muss. Auf alle Fälle mangelt es an genügend Licht.[13]

»Totaloperationen« sollte man in der Regel nur dann durchführen lassen, wenn es sich um bösartige Krebsgeschwulste handelt.

Esoterisch betrachtet, verlieren wir Lebenskraft, weil Blut Leben ist – wir alle kennen die Zeiten der Kraftlosigkeit. Im Verlauf des Zyklus regeneriert sich diese Kraft wieder. Es ist wie ein »Ausweinen« jener Lebenskraft, die sich nicht in Form neuen Lebens verwirklicht hat.

Behandlung:

Suchen Sie bei Blutungen fachärztlichen Rat. Lassen Sie sich aber nicht direkt zu einer Uterusentfernung überreden, falls es sich nicht um (bösartige Krebs)geschwulste handelt, die anders überhaupt nicht mehr kurierbar erscheinen.

Beauftragen Sie einen seriösen und guten Rutengänger, sorgfältig zu prüfen, ob geopathische Zonen und elektromagnetische Strahlungen – vor allem im Bereich des Schlafplatzes – eine Ursache sein können. Gerade bei Krebs spielen solche Auslöser neben der psychischen Konstitution und der falschen Ernährung sowie Umweltbelastungen eine wesentliche Rolle.

Naturheilkundlich versierte Ärzte werden sich unter anderem folgender homöopathischer Mittel bedienen:

- bei Uterustumoren *Aurum muriaticum natronatum;*
- wenn die Periode in den Wechseljahren zu früh kommt bzw. zu lange anhält und das Blut »klumpig« und man sehr kälteempfindlich ist, *Calcium carbonicum;*
- wenn das Menstruationsblut dunkel und das Blut klumpig ist und stoßweise kommt, man sich zittrig und geschwächt fühlt bzw. durch Erschöpfung übernervös reagiert, *China;*
- wenn die Periode zu früh kommt bzw. zu lang anhält oder verspätet kommt, blass und blutarm ist und die Nerven leicht angreifbar sind, *Phosphor;*
- wenn die Periode zu früh kommt und das Blut hell und klumpig sowie heiß und übel riechend ist und pulsierend kommt, *Belladonna;*
- wenn die Periode zu früh kommt und das Blut übel riecht und man unter einer Kreuzschwäche leidet, *Kalium carbonicum;*
- wenn man sich während der Blutungen depressiv fühlt und der Wunsch nach Sexualität vermindert ist, *Agnus castus;*
- bei einer »passiven«, dunklen, fadenziehenden Blutung *Hamamelis.*

Zur Regulierung von starken Uterustumoren hat sich Beifußkraut bewährt. Innerlich als Tee oder verdünnte Tinktur, äußerlich als Tinktur zum Einreiben des Unterleibs und als Moxibustion bzw. Moxabehandlung (zwei Finger breit unter dem
Bauchnabel wird das zusammengedrehte Beifußkraut zum
Abglühen gebracht). Auch ein Aderlass kann helfen, die Neu-
bildung von Blut und damit unsere Regeneration anzuregen.
(Aderlass und Moxibustion sollten Sie nur von der Heilpraktikerin bzw. dem Heilpraktiker anwenden lassen).
Natürliches Vitamin C, hoch dosiert, unterstützt die Neubil-
dung der lebenswichtigen roten Blutkörperchen.

Farbtherapie:
(Zur Unterstützung) *Grün* und *Blau* im Wechsel auf die
Schamhaargrenze strahlen.

Bach-Blüten:
Bei Blutungen hilft die Notfallmedizin bzw. das Erste-Hilfe-
Mittel *Rescue Remedy*.

Brustbeschwerden

Symptombild:
Allgemein hat man Schmerzen, ein Gefühl von Wundheit und
übergroßer Empfindlichkeit, zum Beispiel bei Berührung, Knötchen, Schwellung bzw. Schrumpfung des Busens.

Ursachen und Bedeutung:
Geopathische Zonen und Strahlenstörfelder einerseits und
Einnahme künstlicher Hormone andererseits sind die Haupt-
ursachen für Brustbeschwerden. Vielleicht wundern Sie sich,
dass so häufig auf Störzonen etc. verwiesen wird. Meine Praxiserfahrung bestätigt mir aber leider – wie die Erfahrungen

zahlreicher KollegInnen –, dass wir dieser Bedrohung unserer Gesundheit durch unerwünschte Nebenwirkungen der modernen Hochtechnologien, und vor allem den schleichenden Gefahren von elektronischen Geräten, noch nicht genügend Beachtung schenken.

Vergewissern Sie sich gegebenenfalls beim Gynäkologen, ob eine Geschlechtskrankheit oder ein entstehender Tumor Auslöser der Beschwerden sind. Die Ursachen liegen dann ebenfalls fast immer in den oben genannten Bereichen – und auch in diesem Fall sind naturheilkundliche Therapien hoch wirksam.

Berührungsempfindlichkeit der Brust geht oft auf nicht verarbeiteten Ärger oder Zorn zurück; sie kann aber auch mit einer Reaktion auf zu viel Kaffee bzw. auf Schmerzmittel zu tun haben.

Knötchen entstehen unter anderem durch mangelhaften Lymphfluss in den so genannten Milchgängen der Brust. Bei Schwellungen der Brust könnte auch eine beginnende Schwangerschaft vorliegen. Sonst handelt es sich um Folgen der Hormonumstellung kurz vor der Periode und auch um gestauten Lymphfluss. Bei Schrumpfung ist meist eine tief greifende Erschöpfung die Ursache.

Esoterisch betrachtet, geht es bei Brustbeschwerden zuallererst um das Thema Mutterschaft – Sehnsucht nach Schwangerschaft? –, die Brust ist das Organ für die Nährung neuen Lebens.

Beschwerden in der linken Brust deuten auf starke Sehnsucht nach Erfüllung der Weiblichkeit hin. Beschwerden in der rechten Brust machen uns darauf aufmerksam, dass wir unsere männliche Seite nicht genügend zur Geltung kommen lassen.

Bei Brustschrumpfung ist ein Mangel an Lebensfreude, Lebensbejahung und Weiblichkeit zu vermuten. Bei Brustschwellung liegt eine Tendenz des Organismus vor, einem inneren Wunsch der Frau nach Schwangerschaft und Erfüllung in Mutterschaft äußeren Ausdruck zu geben.

Diese esoterische Betrachtungsweise ist lediglich eine Hilfe zum Verständnis möglicher emotionaler Ursachen – sie kann natürlich keinesfalls die wache heilkundliche Vernunft ersetzen!

Behandlung:

Bei Strahlungsursachen ist *Calcium carbonicum* in homöopathischer Form ratsam; Ausnahme ist *Silicea* bei Brustschrumpfung. Bei Berührungsempfindlichkeit aufgrund von Ärger und Zorn wirkt *Chamomilla*.

Bei hormonverursachten Beschwerden muss im Regelfall die Einnahme künstlicher Hormone beendet werden. Das ist auch problemlos möglich. Für die natürliche Regulierung des Hormonhaushalts wirkt Vitamin E hervorragend, am besten in Form von »Nachtkerzenöl«. Viele meiner Patientinnen wurden hauptsächlich dadurch während der Menstruation beschwerdefrei und haben im Übergang keinerlei Wechselbeschwerden erlebt. Vitamin E hat sich ganz allgemein bei Brustbeschwerden gut bewährt.

Hormonzugaben lösen nicht das Problem, sondern sind häufig sogar dessen Ursache.

Es ist ganz normal, dass in den Wechseljahren die Hormonproduktion im Organismus abnimmt und umgestellt wird. Wenn dennoch Brustbeschwerden auftreten, so hängt dies im Regelfall eben nicht mit dem Hormonhaushalt zusammen, sondern zum Beispiel mit Lymphschlacken und anderen, oben angesprochenen Ursachen. Also würde eine künstliche Hormonzufuhr die wahren Ursachen nur verschleiern und längerfristig dennoch nicht wirken können.

Farbtherapie:
(Bei Schwellungen und Knötchen) lokal mit *Blau* bestrahlen; (bei Schrumpfung) mit *Rot* am Steißbein und mit *Orange* in der Mitte der Schamhaargrenze; zusätzlich *Grün* auf das Herzchakra.

Bach-Blüten:
Bei Brustschrumpfung aus der Gruppe 7, »Übertriebene Sorge um das Wohl anderer«: *Vine;* aus der Gruppe 3, »Mangelndes Interesse«: *Olive.* Bei Brustschwellung aus der Gruppe 5, »Überempfindlichkeit«: *Holly, Centaury.*

Cellulite

Siehe den Abschnitt über Fitness, Seite 200ff.

Depressionen

Symptombild:
Niedergeschlagenheit, Traurigkeit, Lebensunlust bis hin zu Lebensmüdigkeit oder gar Todessehnsucht, starkes Gefühl von Sinnlosigkeit des Lebens; Teilnahmslosigkeit, Apathie, Arbeitsunlust bzw. -unfähigkeit, Unlust, morgens aufzustehen, Reaktionsverlust, Müdigkeit, Ablehnung der Nahrungsmittelaufnahme; Realitätsverlust. Man fühlt sich wie von dunklen Wolken umgeben oder wie in einem schwarzen Loch. Depressionen werden (ähnlich wie die so genannte Hysterie) von Männern leider manchmal als »Einbildung« oder als Lappalie abgetan; Frauen fühlen sich häufig nicht fähig, sich mit Depressionen konstruktiv auseinander zu setzen, um sie ein für alle Mal zu überwinden.

Ursachen und Bedeutung:
Oft sind Hormonstörungen bzw. Hormonumstellungen Auslöser von depressiven Anwandlungen. Manchmal führen körpereigene Giftstoffe, die nicht ausgeschieden wurden, zu einer Art »Selbstvergiftung«, wodurch physiologische Faktoren psychische Wirkungen entfalten. Unedle Metalle im Gebiss (Amalgam) können, so verblüffend dies zunächst klingen mag, auch Depressionen verursachen. Und schließlich bewirken manchmal geopathische Störzonen und elektromagnetische Strahlungen – die sich ja unter anderem auf die Hypophyse, das Steuerungsorgan für den Hormonhaushalt und das gesamte so genannte endokrine Drüsensystem auswirken – ebenfalls Depressionen.

Frauen sind wesentlich häufiger von Depressionen betroffen als Männer.

Spirituell gesehen, ist die geistige Ursache für Depressionen in einem Mangel an Selbstwertgefühl, an Lebenssinn bzw. an Lebensfreude zu suchen. Äußerlich mögen schwierige Existenzprobleme, wiederholte Enttäuschungen, ernste Krankheiten oder Ähnliches im Vordergrund stehen und scheinbar der Grund für Depressionen sein. Die Ursache, mit diesen »karmisch« betrachtet ja als Lernaufgaben ausgesuchten bzw. »magnetisch« angezogenen Herausforderungen konfrontiert zu werden, beruht aber immer auf der Notwendigkeit, mehr Selbstwert zu entwickeln, aktiv Lebenssinn zu schaffen, bewusst Lebensfreude zu entdecken.

Immer mehr Untersuchungen führen zu dem Ergebnis, dass Depressionen ihre Ursachen nicht so sehr in biologischen Funktionen und Faktoren haben, wie zum Beispiel Menstruation, Schwangerschaft, Fehlgeburt und Menopause, sondern hauptsächlich in damit nicht direkt zusammenhängenden psychologischen Einflüssen – passivem, abhängigem Lebensstil und negativer Lebenseinstellung und Denkweisen. In den USA und in vielen anderen westlichen Industrieländern leidet fast jede vierte Frau in ihrem Leben an Depressionen, bei Männern ist es jeder achte. Frauen in unglücklichen Ehen sind dreimal so häufig von Depressionen betroffen wie Männer. Gut zwei Drittel aller »Antidepressiva« werden Frauen verschrieben. 30000 Menschen verüben allein in den USA jährlich Selbstmord im Zusammenhang mit depressiven Zuständen.

Depressionen bedeuten Lebensverweigerung, Aggressionen werden nach innen gekehrt, das führt zu innerlichen Kontraktionen (bis hin zu Tumoren). Depressive Menschen sind starke, energetische Menschen, welche Energien nach innen ziehen, statt sie im normalen Lebensablauf fließen zu lassen und auszutauschen. Sie fühlen sich als Märtyrer oder Opfer – in religiös übersteigerter Manie zuweilen gar als »Opferlamm« höherer Mächte. Ärger und Zorn über vermeintliche Gottverlassenheit scheinen den Schluss, sich durch Depressionen »rächen« zu können, zwanghaft nahe zu legen.

Nach meiner Erfahrung und meiner Ansicht können problematische Lebenssituationen allerdings nur dann zu Depressionen führen, wenn zusätzlich zu den geistigen Ursachen mindestens eine weitere der oben zuerst genannten Ursachen ebenfalls vorliegt und die Wachheit sowie die schöpferischen Kräfte des Menschen untergräbt.

Behandlung:

Bei Depressionen sollten Sie in jedem Fall den Rat einer/eines verantwortungsvollen Heilkundigen einholen.

Ortsveränderungen, Milieuwechsel, körperliche Bewegung, Licht, Luft und Sonne gehören zu den offensichtlichen Hilfen, die dennoch oft genug vernachlässigt werden.

In der Homöopathie bedient man sich zur Behandlung von Depressionen unter anderem folgender Mittel:

- bei »launischen« Depressionen und wenn man allein sein will bzw. der Umwelt gegenüber gleichgültig ist, *Sepia;*
- bei Reizbarkeit, besonders nach Medikamenteneinnahme (vor allem bei solchen »gegen« Depressionen), *Sulfur;*
- bei depressiven religiösen Wahnvorstellungen *Veratrum album;*
- bei Niedergeschlagenheit, Hoffnungslosigkeit, Angst vor Gedächtnisschwund mit viel Weinen und Selbstmordgedanken *Rhus toxicodendron;*
- wenn Zuspruch melancholische Stimmung verschlimmert, wenn man nicht (mehr) weinen kann, *Natrium muriaticum;*
- wenn man alles zu schwer nimmt, *Aurum;*
- bei Selbstmordneigung und wenn Arbeit bzw. Beschäftigung den Zustand bessert, *Argentum nitricum;*
- bei depressiver Weinerlichkeit *Pulsatilla;*
- bei Depressionen mit Unruhe und Eifersucht *Lachesis;*
- bei Schlaflosigkeit durch Depressionen *Cocculus;*
- bei Nervosität und leichter Erregbarkeit *Cimicifuga;*
- bei Verzweiflung und Angst, nicht mehr gesund zu werden, sowie kalten Füßen und warmen Händen *Calcium carbonicum.*

Nachtkerzenöl (Vitamin E) hilft bei leichteren depressiven Anwandlungen. Bei länger anhaltenden Depressionen sind unbedingt die zuallererst genannten Ursachen zu prüfen. Möglicherweise müssen die Zähne saniert und das Amalgam gegen Gold oder Porzellan bzw. Kunststoff ausgetauscht werden (Allergieprüfung auf Verträglichkeit machen lassen). Bei einem Übermaß an Giftstoffen im Organismus hilft am besten eine Fasten- und Reinigungskur sowie Ernährungsumstellung auf Vollwert- oder vegetarische Kost. Lassen Sie einen guten Rutengänger kommen, um Schlaf-, Wohn- und Arbeitsplatz auf Störfelder zu untersuchen und eventuell die

Möbel anders zu platzieren. Hormonelle Umstellungsproble-
me werden am besten mit der Homöopathie reguliert, nicht
mit künstlichen Hormonen!
Ähnliches wie das beim Stichwort »Angst« Gesagte gilt auch für
Depressionen: Sie sind ein Alarmsignal der Seele, dass wir uns
bewusst, schöpferisch und konstruktiv mit den positiven Seiten
des Lebens beschäftigen sollen, dass wir bewusst unsere Lernaufgaben annehmen und auch Verantwor-
tung für die Folgen früherer Fehlentschei-
dungen oder falscher Gewohnheiten (hinsichtlich Essen, Trinken, Drogengenuss,
Egomustern, Charakterentwicklung, sozia-
ler, wirtschaftlicher oder kultureller Inter-
essen und Errungenschaften etc.) akzeptieren. Dieses Annehmen unserer jetzigen
Lebenslage als Konsequenz einer langen

> Wenn wir erkennen,
> dass wir unser
> Schicksal weitgehend
> selbst gestaltet haben,
> können wir leichter
> erfassen, dass auch in
> uns selbst wiederum
> die Kraft steckt,
> Neues zu schaffen.

Kette von Verhaltensweisen in bestimmten Situationen bildet
eine wesentliche Grundlage für unsere Heilung bzw. Lösung
von Depressionen.
Der erste Schritt, jetzt, heute, ist der wichtigste – nicht die
Sorge, was der zweite, dritte oder gar tausendste Schritt sein
könnte. Zuversicht gewinnen wir durch Affirmationen, durch
Meditation und auch durch das Gebet.

Farbtherapie:
Die Farbe *Orange* hilft ganz allgemein zur Förderung der Lebensfreude und gegen Verkrampfungen und Kontraktionen
(man kann sie vor allem auf die Mitte der Schamhaargrenze
strahlen); speziell gibt es einen Punkt vorn am großen Zeh,
der mit *Orange* bestrahlt werden sollte; *Violett* (um Gedanken
zu reinigen und um Schlacken aufzulösen).

Bach-Blüten:
Bei Depressionen werden Bach-Blüten aus der Gruppe 6, »Mutlosigkeit und Verzweiflung«, bevorzugt: *Crab Apple, Oak, Star of Bethlehem, Elm, Sweet Chestnut, Pine* und *Larch.*

Ess- und Trinkgelüste

Symptombild:
Sowohl kurz vor der Periode wie auch während der Schwangerschaft und in den Wechseljahren machen sich mitunter »eigenartige« Ess- und Trinkgelüste bemerkbar. Man hat einen unbändigen Appetit auf Süßes in jeder Form, besonders auf Schokolade, Pralinen und Kuchen. Oder Salzig-Deftiges, Geräuchertes bzw. Saures wird verschlungen. Trinkgelüste auf süße Liköre und andere Alkoholika sowie auf Colagetränke gehören zu bekannten Trinkgelüsten.

Ursachen und Bedeutung:
Bei allem extremen Essverlangen handelt es sich in körperlicher Hinsicht um eine mangelnde Versorgung mit bestimmten Vitaminen und Mineralien. Es können aber auch Parasiten im Organismus vorhanden sein, die den gesamten Mineral- und Vitaminhaushalt »ausräubern«.

Übermäßiges Essen und Trinken stellen häufig eine Ersatzbefriedigung dar.

Ungewohnte und eigenartige Essgelüste haben oft natürlich psychische Ursachen. Am häufigsten spielt Sehnsucht nach Liebe bzw. Liebesverlangen eine Rolle.
Extremes Verlangen im Trinken bezieht sich entweder auf »Liebesersatz«, wenn sich das Verlangen auf die Süße von Likören bezieht; oder es geht um ein »Herunterspülen«, ein Unterdrücken von nicht verarbeitetem Kummer, von Ärger, von

Unbefriedigtsein, falls der Alkohol im Vordergrund der Trink-gelüste steht. Manchmal trinken wir uns auch »Mut« an.

Esoterisch gesehen, geraten wir in ein Ungleichgewicht, weil sich psychosomatische Vorgänge, Erfahrungen und Erwartungen nicht ohne weiteres in Einklang bringen lassen mit den geistigen und spirituellen Hoffnungen und Zielsetzungen. Es geht darum, ob wir ein Gefühl der inneren Leere oder der Enttäuschung über das Nichterreichen von selbst gesteckten Zielen (meist unbewusst) als Anlass nehmen, uns »etwas Gutes zu tun«. Wir suchen eine Ersatzbefriedigung.

Wenn wir Appetit auf etwas Saures haben, fehlt uns schöpferische Yin-Kraft, mit deren Energie Frauen neues Leben in sich gestalten lassen können. Gerade Schwangere haben deshalb oft Luft auf Saures, um diese Kraft stärker auszubilden. Große Gier auf Süßigkeiten gilt als Ersatz für ungestillte Liebessehnsucht, aber auch für Selbstliebe und Trotz. (In der Kakaobohne, also auch in Schokolade, ist ein Stoff enthalten, der ähnlich wie ein Sexualstimulans wirkt.)

Gelüste auf Scharfes weisen auf Aggressionen hin, die nach innen umgeleitet werden. Wir erlauben uns nicht unsere innere Stärke, wir lassen unser »inneres Feuer« nicht nach außen wirken. Stattdessen »essen« wir »Feuer« – roten Pfeffer, Paprika, Chili – quasi als Ausgleich nicht gelebter Yang-Kraft.

Behandlung:

Am wichtigsten ist die gesunde Ernährung mit Vollwertkost, weil so auf natürliche Weise das fehlende Vitamin B zur Verfügung gestellt wird (besonders B_6 und B_{12}). Notfalls empfiehlt sich eine Nahrungsergänzung in Form einer Vitamin-B-Kur mit Tabletten oder Injektionen. Auch Vitamin E ist zumeist in erhöhter Dosis notwendig

Falls Parasiten die Ursache sind, ist zusätzlich *China* homöopathisch nützlich.

121

Vom spirituellen Standpunkt aus muss man sich um die Stärkung des Selbstwertgefühls bemühen und um mehr Lebensfreude, vor allem durch einen Austausch von Zuwendung mit anderen Menschen. Wenn das in der Partnerschaft nicht (mehr) »klappt« (aus Zeitmangel, wegen einer »eingetrockneten« oder nicht mehr befriedigenden Beziehung), dann können Sport- oder Gruppenaktivitäten einen gewissen Ausgleich bieten. Auch der Aufenthalt in einer Kurklinik mit Gleichgesinnten – zum Beispiel in den wohlbekannten Buchinger-Kliniken, am besten unter südlicher Sonne – kann Wunder bei der Harmonisierung der Essgewohnheiten und der Psyche wirken.

Farbtherapie:
Grün (auf das Herzchakra richten) und *Rosa* (auf das Herz) bei Gefühlen von Einsamkeit; *Gelb* (am Ende des Brustbeins) bei Mangel an Urvertrauen in das Leben; *Rot* (auf das Steißbein) bei Unsicherheit.

Bach-Blüten:
Aus der Gruppe 4, »Einsamkeit«: *Heather;* aus der Gruppe 2, »Unsicherheit«: *Wild Oat, Gentian* und *Hornbeam.*

Falten

Symptombild:
Die Spannung des Bindegewebes lässt altersbedingt im Lauf der Jahre nach. Die Haut ist nicht mehr glatt.

Ursache und Bedeutung:
Vorzeitige Falten entstehen vor allem aufgrund von Kummer, Sorgen, Stress, Überlastung, mangelnder Bewegung, falscher Ernährung und »innerer Austrocknung«, also einer extrem geringen Zufuhr von Flüssigkeit.

Behandlung:

Unter den Zellsalzen nach Dr. Schüßler ist *Silicea D12,* das man auch »biochemisches Kosmetikum« nennt, geeignet, einer vorzeitigen Faltenbildung vorzubeugen und das Bindegewebe wieder zu straffen. Die Dosierung ist natürlich sehr individuell – ich empfehle meinen Patientinnen oft, 4 Lutschtabletten jeden Abend als eine 6-Wochen-Kur zu nehmen.

> Inderinnen sehen nicht selten um sehr viele Jahre jünger aus als sie sind. Sie ölen sich zweimal täglich ein.

Gute Hautfeuchtigkeitslotions, die einen hohen Anteil an reinem Aloe-Vera-Extrakt enthalten, wirken unter der Tagescreme von außen gegen Falten, ebenso das tägliche Einölen. Nach jedem Duschen und Baden sollten wir unsere Haut gut eincremen oder einölen.

Farbtherapie:

Orange für das Gesicht und die Schamhaargrenze; *Grün* an den Solarplexus.

Bach-Blüten:

Falls die Falten nicht altersbedingt sind, sondern auf psychische Faktoren zurückgehen, zum Beispiel auf Kummer und Sorgen, empfehle ich aus der Gruppe 7, »Übertriebene Sorge um das Wohl anderer«: *Rock Water;* aus der Gruppe 5, »Überempfindlichkeit«: *Walnut* und *Holly.*

Fehlgeburt

Siehe das Stichwort »Folgen von Fehlgeburt, Abtreibung, Abgang«.

Symptombild:

Ständig wiederholt auftretende Schuldgefühle; den Tränen nahe sein, oft ohne erkennbaren Grund; öfters gereizte Reaktion auf so genannte Kleinigkeiten; aber auch sich wiederholende Schmerzen im Unterleib oder im unteren Rückenbereich. Dies kann vor oder während der Menstruation auftreten, während des Verkehrs mit dem Partner oder einfach »grundlos«. Zum Symptombild gehört vor allem auch das, was unter dem Stichwort »PMS, prämenstruelles Syndrom« aufgeführt wird (siehe dort).

Ursache und Bedeutung:

Die Ursachen können damals vielfältig gewesen sein. Ganz selten gibt es nur eine Ursache. Sehr oft stand ein Schock im Vordergrund. Und ein Schock entsteht bereits, wenn der Partner oder die Familie gegen eine Schwangerschaft sind. Die Frau steht plötzlich ganz allein da, ohne Unterstützung, und sehnt sich doch eigentlich jetzt besonders nach Unterstützung und Liebe.

Sehr viel mehr Frauen, als es Männer gemeinhin wissen, haben bereits Fehlgeburten, Abtreibungen oder Abgänge erlebt. Ich schätze, dass gut drei Viertel aller erwachsenen Frauen solche Ereignisse durchlitten haben.

Es können aber auch Ängste gewesen sein wie die Angst, jetzt nicht mehr geliebt zu werden, im Beruf nicht weiterkommen zu können; nun auftretende finanzielle und soziale Sorgen; und letztendlich große Hoffnungslosigkeit.

Jedes Ereignis dieser Art bewirkt sowohl für unseren Organismus wie für unsere Seele große Belastungen, Veränderungen und Herausforderungen. Offensichtlich ist der physische Blutverlust, damit geht aber fast immer auch ein psychischer »Blutverlust« einher, also ein Ausfließen oder Wegsickern von Gefühlen, von Vertrauen, Lebensmut, schlechthin von Leben.

In diesem begrenzten Rahmen angemessen auf die körperlichen und emotionalen Ursachen von Fehlgeburten einzugehen, ist nicht möglich – dazu bedarf es wohl eines eigenen Buches. Zu den spirituellen Hintergründen möchte ich aber wenigstens einige wenige Bemerkungen machen, die für Sie eine Anregung darstellen können, Sinn auch in solchen Ereignissen zu erkennen.

Die Tatsache, dass unser Körper, unsere Seele und unser Geist (noch) nicht bereit sind, neues Leben auszutragen, findet karmisch gesehen seine Entsprechung darin, dass die betreffende Seele, die sich angekündigt hatte, in ihrem Seelenentwicklungsplan uns ja ausgesucht hatte, um diese Erfahrung zu machen. Das ist bitte nicht etwa als billige Entschuldigung für mutwillige Abtreibungen misszuverstehen – im Gegenteil! Es ist ein Plädoyer dafür, dass wir (wieder) ein Urvertrauen entwickeln in die Existenz einer natürlichen, höheren Ordnung, in der es keine »Fehler« und nichts »Falsches« gibt und in welcher der Selbstwert der Frau nicht durch unverständige, engherzige oder gar intellektuell dogmatische Männerurteile über diese Vorgänge bestimmt wird (werden darf). Chris Griscom hat in ihrem Buch *Zeit ist eine Illusion*[14] einiges Bedenkenswerte zu diesen Zusammenhängen geschrieben.

Wir Frauen kämpfen meist zutiefst mit uns selbst, wir entwickeln Schuldgefühle, verzweifeln, denken uns in Sünde und als schlecht infolge von Fehlgeburten, Abtreibungen und Abgängen. Ich nehme alle drei Vorgänge dabei bewusst zusammen, damit wir uns gar nicht erst in eine von Männerideologien aufgezwungene Differenzierung »guter« (Abgänge und Fehlgeburten) und »böser« (Abtreibungen) Vorgänge drängen lassen. Wir müssen und können lernen, uns im Verlauf und nach solchem Geschehen genauso und sogar intensiver selbst zu achten und zu lieben.

Während der Menopause kommen solche früheren Ereignisse, die vielleicht im Lauf der Zeit vergessen oder verdrängt wurden, oft wieder in das Tagesbewusstsein. Damit verbinden Frauen dann Hader mit dem Schicksal oder mit Gott bzw. späte Schuldgefühle oder Trauer, weil man meint, dass die eigene Weiblichkeit nicht so erfüllt worden sei, wie dies einem verinnerlichten Bild entspräche.

Ganz wichtig ist, dass wir vergeben können, einmal uns selbst und dem Partner oder der Familie. Beten Sie zu Gott. Beten Sie auch für die »kleine Seele«, dass sie Sie loslässt und in Richtung Licht auf Gott zugeht. Es ist wichtig, damit die Seele hier nicht verloren, voller Verzweiflung in der Materie »herumhängt«. Und das Gebet wird auch Ihnen helfen, wieder Ihre innere Mitte zu finden. Jedes Gebet wird erhört und zeigt seine Wirkung.

Behandlung:
Bei Neigung zu ungewünschten Abgängen und Fehlgeburten fehlt eventuell das Spurenelement Zink, welches dann in unterschiedlicher Form zugeführt werden sollte (zum Beispiel als *»Zink-Orotat«* oder *Zincum oxydatum D6* oder *D12)*.

Die übrigen hier aufgeführten Vorschläge beziehen sich *nicht* auf die Behandlung der medizinischen Folgen von Fehlgeburten, Abgängen oder Abtreibungen, sondern *nur* auf aktivierte Erinnerungen, die später, zum Beispiel während der Menopause, im Rückblick auf frühere Ereignisse dieser Art psychosomatische Schmerzen auslösen – also als eine Art von psychosomatischen Spätfolgen.

Homöopathisch wird

- *Arnica* als generelles Wundheilmittel helfen, aber auch als Mittel gegen das Gefühl, »fallen gelassen« worden zu sein. Dazu kommen eventuell
- *Bellis* speziell für die Gebärmutterheilung;
- *Lachesis* bei Blutergüssen und Gefahr von Blutvergiftung;
- *Calcium carbonicum, Lycopodium* oder *Sepia,* wenn man sich nach dem Ereignis sehr schwach gefühlt hat;
- *Platin* oder *Ignatia,* wenn noch Kummer, Trauer und Depressionen im Zusammenhang mit dem Geschehen auftreten;
- *Pulsatilla* bei Weinerlichkeit;
- *Nux vomica,* wenn man sich Schmerz- und Betäubungsmitteln, besonders Alkohol zuwendet.

Meditation, intensive Beschäftigung mit Karma und Lebenssinn, eventuell der »Heilblüten-Farbkarten-Test«, um zu erkennen, welche Emotionen die Auslöser waren, oder eine so genannte Rückschau mit der Absicht, dem betreffenden Wesen auf der Seelenebene zu begegnen und den Sinn des Geschehens gemeinsam zu klären, sind wertvolle Ansätze, um mit Fehlgeburt, Abgang oder Abtreibung umzugehen.

Farbtherapie:
Gelb an das Ende des Brustbeins strahlen (um wieder zum Urvertrauen zu finden); *Grün* auf das Herzchakra und *Rosa* auf das Herz (um Herzblockaden zu lösen); *Violett* auf den Scheitelpunkt des Kopfes und *Magenta* auf die Mitte des Hinterhauptes über dem Nacken (um sich für geistige Ebenen und das karmische Verständnis zu öffnen).

Bach-Blüten:
Aus der Gruppe 1, »Angst«, empfehlen sich *Mimulus* (bei stil-

len, heimlichen Ängsten), *Aspen* (bei unerklärlichen Ängsten), *Red Chestnut* (beim Leiden um andere, wenn man zum Beispiel mit der Seele, die sich wieder verabschiedet hat, noch Verbindung aufrechterhält bzw. -erhalten will); aus der Gruppe 4, »Einsamkeit«: *Impatiens* (bei Ungeduld über eine ersehnte, aber nicht verwirklichte Schwangerschaft); aus der Gruppe 6, »Mutlosigkeit und Verzweiflung«: *Crab Apple* (wenn man das Bedürfnis spürt, sich »reinigen« zu müssen), *Larch* (man hat die Hoffnung nicht aufgegeben, schwanger zu werden, fühlt sich aber zu mutlos), *Pine* (wenn man sich Vorwürfe macht und unter Schuldgefühlen leidet), *Willow* (wenn man sich als Opfer des Schicksals fühlt); aus der Gruppe 7, »Übertriebene Sorge um das Wohl anderer«: *Rock Water* (man geht mit sich selbst zu hart ins Gericht), *Beech* (»Jeder Mensch trägt Verantwortung für sein eigenes Leben; ich lerne, zu erfahren, was meine Verantwortung ist«[15]).

Gefühlsschwankungen

Symptombild:
Man erlebt unbegründete Hochs und Tiefs, Unsicherheit, Weinerlichkeit (siehe auch unter diesem Stichwort), Launen, Empfindlichkeit, Traurigkeit, unbegründete Wechsel in Ab- und Zuneigung zu einer Person; unvermittelte Lebensfreude wechselt mit melancholischen Anwandlungen.

Ursachen und Bedeutung:
Meistens sind Hormonschwankungen die Ursache. Die Folgen künstlicher Hormone sind bekannt. Unser Hormonsystem reagiert im Zusammenspiel mit der Hypophyse feiner als unser Nervensystem. Zwischen dem Hormonsystem und unserem Gefühlsleben besteht eine enge Wechselbeziehung. So reagieren wir gefühlhaft, wenn zum Beispiel durch Wetter-

wechsel, Tiefdruck oder natürliche Hormonschwankungen im Organismus unsere Hypophyse ihre Steuerung des Hormonsystems verändert bzw. verändern muss. Umgekehrt aber wirken auch Gefühlsschwankungen, die von außen ausgelöst werden – zum Beispiel durch ein Kompliment oder durch eine Kritik, durch einen Erfolg oder einen Misserfolg –, über die Hypophyse, den »Seismographen« für feinste Schwingungen und die Brücke zwischen Körper, Geist und Seele, zurück auf das Hormonsystem.

> Hinter Gefühls-
> schwankungen steckt
> meist mangelndes
> Urvertrauen.

Wir befinden uns wie im stürmischen Meer. Wir haben (noch) keinen Anker geworfen, das heißt Urvertrauen entwickelt. Oft steckt dahinter eine noch nicht gelöste Problematik aus dem Elternhaus – wir fühlten uns zu Hause nicht sicher. Wir haben kein wirkliches Vertrauen oder einen echten Glauben an uns selbst gewonnen.

Behandlung:
Meditation; Bewegung in freier Natur; Sonne; sportliche Betätigung. Auch die Gabe von Nachtkerzenöl (Vitamin E) ist empfehlenswert.

Homöopathisch kann

- allgemein *Nux vomica* sinnvoll sein;
- bei Überempfindlichkeit *Chamomilla;*
- bei zu starker Belastung durch eine Vielzahl von Eindrücken *Phosphor.*

Farbtherapie:
Harmonisierung der feinstofflichen Kraftzentren (Chakras) durch entsprechende Bestrahlung (siehe auch die »Medita-

tionsübung zur Stärkung der Anima« auf Seite 41), besonders *Blau* auf das »Dritte Auge« und *Rot* auf das Steißbein.

<u>*Bach-Blüten:*</u>
Aus der Gruppe 5, »Überempfindlichkeit«: *Centaury;* aus der Gruppe 2, »Unsicherheit«: *Wild Oat, Scleranthus, Cerato* und *Gentian.*

Gewichtsveränderungen

<u>*Symptombild:*</u>
Von einer wesentlichen Gewichtsab- oder -zunahme spricht man ab zirka 2 bis 3 Prozent des Körpergewichts.

<u>*Ursachen und Bedeutung:*</u>
Für Gewichtsveränderungen – wenn sie nicht im Rahmen eines sinnvollen Reinigungs-und-Fasten-Plans erfolgen – gilt allgemein, dass sie durch einseitige, falsche Ernährung verursacht werden. Geringfügige Schwankungen sind normal – so nehmen die meisten Frauen zum Ende des Zyklus, zur Periode hin, leicht zu. Auch in der Menopause wenden sich viele Frauen – aus Kummer oder aus physiologisch begründeter »Gier« – mehr dem Essen und Trinken zu als zuvor (siehe auch das Stichwort »Ess- und Trinkgelüste«).

Gewichtsabnahme deutet auf Selbstablehnung, Realitätsverlust oder religiös übersteigerte Askese hin.

Wenn der Vitaminhaushalt in Ordnung ist, speziell der Vitamin-B-Haushalt, gibt es aber keinen hormonellen Grund, dass Frauen in den Wechseljahren zu- oder abnehmen sollten.

Gewichtsabnahme geht häufig auf kräftezehrende Krankheiten (auch Tumoren), einen Mangel an Erholung oder zu anstrengende Arbeit zurück oder auf Kummer, besonders auf Liebeskummer (siehe dort); eventuell auch auf Parasiten (»Bandwurm« oder Ähnliches) oder auf Störzonen. Eine hochgradige Schilddrüsenüberfunktion sollte abgeklärt werden.

Magersucht ist eine regelrechte Krankheit, die sich in nahezu totaler Nahrungsverweigerung ausdrückt. Bei Magersucht muss in jedem Fall ein(e) kompetente(r) BehandlerIn aufgesucht werden.

Gewichtszunahme beruht häufig darauf, dass wir zu wenig trinken – vor allem klares Wasser –, weil die Niere dann dem Organismus den »Notauftrag« gibt, viel Flüssigkeit zu speichern, weil sie selbst, die Niere, nicht genügend bekommt. »Verstopfung« wird durch falsche Ernährung, aber auch durch psychosomatische Faktoren ausgelöst – wie Kummer. Verstopfung vor der Periode ist nicht selten; sie hängt mit der Funktion des Vagusnervs zusammen – dessen Anspannung sich erst mit der Menstruation wieder löst.

Auch eine Schilddrüsenunterfunktion kann zu Gewichtszunahme führen. (»Fressgier« bei Neigung zu Korpulenz erfordert genau wie die Magersucht eine kompetente Krankheitsbehandlung – wobei die Funktion der Hypophyse, das Hormonsystem und der Vitamin-B-Haushalt eine besondere Rolle spielen – sowie eine psychologische Beratung und »Umstimmung«.) Vielleicht sind Sie aber auch schwanger?

Gewichtszunahme deutet in spiritueller Hinsicht auf ein falsch gelenktes Schutzbedürfnis für andere hin (»Gluckenbewusstsein«), auf ein übergroßes Lebensverlangen bzw. bei stark medial veranlagten Menschen auf eine »Erdung« zum Ausgleich der transzendentalen Kontakte.

Chronische Verstopfung weist auf die Lernaufgabe hin, Menschen, Ideen, Vorstellungen, alte Verhaltensmuster oder Dinge auch einmal loszulassen (im Extremfall ist Verstopfung eine Wirkung von Geiz).

Behandlung:

Bei starker Gewichtsabnahme muss der/die BehandlerIn prüfen, ob Parasiten im Organismus sind, eine extreme Schilddrüsenüberfunktion vorliegt oder bislang nicht erkannte Krankheitsherde.

Mehr körperliche Bewegung, möglichst an der frischen Luft; mehr Erholung; Bitterstoffe zur Anregung des Appetits (unter anderem Bittertees wie Wermut und Löwenzahn); ausgewogener und »besser« essen; lieber Butter statt Margarine (Margarine trocknet den Darm aus); sich mehr Zeit zum Essen nehmen und mit mehr Spaß essen – das alles sind allgemeine, aber sehr probate Hilfen.[16]

Bei unerwünschter Gewichtszunahme sollte man mehr klare Flüssigkeit trinken (mindestens acht bis zehn Gläser gutes Wasser [2 Liter], teils auch leichte Kräutertees oder verdünnte Fruchtsäfte pro Tag); für gute Verdauung sorgen – nicht mit Abführmitteln (die die Darmschleimhaut angreifen oder sogar zerstören), sondern indem Sie genügend frisches Obst und frisches Gemüse sowie Rohkost und Vollwertkost essen.

Pflanzliche Hilfen für eine bessere Verdauung sind unter anderem Sauerkrautsaft, Galleelixiere (aus dem Reformhaus) oder pflanzliche (vegetarische) Enzyme. Sie können den Morgen auch mit einem Glas lauwarmen Wassers oder einem Glas frisch ausgepressten Fruchtsafts (wenn Ihre Magenschleimhaut das verträgt) beginnen, um so eine Voraussetzung für die geregelte Verdauung zu schaffen.

Sehr sinnvoll ist es, jeden Morgen die gesamte Bauchregion sanft in kreisenden Bewegungen zu massieren. Manche Yogaübungen – zum Beispiel *Nauli Banda* – helfen auch. Eine überwiegend sitzende Tätigkeit erfordert natürlich einen gehörigen körperlichen Ausgleich!

Zur Wahl des geeigneten homöopathischen Mittels sollten Sie eine(n) gute(n) HomöopathIn aufsuchen.

Farbtherapie:
Bei Verstopfung strahlen Sie – am besten mit einer Farbakupunkturlampe – erst 1 Minute mit *Rot,* dann 1 Minute mit
Grün in die Kuhlen links und rechts an den Nasenflügeln; auf
die gleiche Weise auch auf den Winkel in der Mitte des kleinen Hügels, der sich zwischen Daumen und Zeigefinger bildet,
wenn Sie den Daumen an die Hand anlegen.

Bach-Blüten:
Aus der Gruppe 5, »Überempfindlichkeit«: *Walnut;* aus der
Gruppe 4, »Einsamkeit«: *Heather;* aus der Gruppe 7, »Übertrie-
bene Sorge um das Wohl anderer«: *Rock Water.*

Haarprobleme

Symptombild:
Haarausfall, matte und brüchige Haare oder zu starker Haarwuchs (nicht nur am Kopf!) sind für jede Frau eine unliebsame
Begleiterscheinung von Störungen und Umstellungen im Organismus.

Ursachen und Bedeutung:
Die häufigste Ursache für Haarausfall und matte, brüchige
Haare ist eine Überfunktion der Schilddrüse, die zum Beispiel
durch erhöhte radioaktive Belastungen, durch Hormongaben
oder zu lange Zeit vor Fernseh-, Computerschirm oder zu langem Telefonieren mit tragbaren Telefonen ausgelöst wird. Sowohl in der Menopause wie auch davor können natürliche
Hormonumstellungen und -schwankungen ebenfalls zeitweise zu einer Überfunktion der Schilddrüse führen. Oft besteht
ein Ungleichgewicht im Mineralhaushalt.
Weitere Ursachen sind Giftstoffe (zum Beispiel Medikamen-
tenmissbrauch, Parasiten oder Pilze im Körper), die den Orga-

nismus belasten; oder es liegen lang anhaltende Erschöpfungszustände vor. Leider führen schlechte Haarfärbemittel ebenso zu matten und brüchigen Haaren.

Chemotherapie und Bestrahlungen führen als Nebenwirkung bekanntlich häufig zu Haarausfall.

Der psychologische Hintergrund von Haarproblemen ist häufig darin zu sehen, dass man meint, unbedingt alles selber machen zu sollen (zum Beispiel aus Sorge, dass es andere nicht richtig machen), und sich dadurch selbst Stress schafft.

Behandlung:
Bei Haarausfall und matten, brüchigen Haaren sind auf jeden Fall die Mineralsalze nach Dr. Schüßler wertvoll, besonders *Silicea D12* und *Calcium phosphoricum D6.*

Homöopathisch wirkt bei Haarausfall und matten, brüchigen Haaren oft *Causticum;* manchmal ist auch *Thallium* angezeigt.

Fast immer liegt Zinkmangel vor. Zink ist in vielen Vitaminen- und Mineralstofftabletten enthalten.

Dass die allgemeinen Grundregeln – nämlich mehr Licht, Luft und Sonne genießen, eine gute Ernährung pflegen, mehr Zeit für sich selbst haben, schlechte Haarmittel (ätzende Shampoos gegen Schuppen zum Beispiel oder formaldehydhaltige Mittel) vermeiden, künstliche Hormongaben absetzen – hier in besonderem Maße gelten, versteht sich von selbst.

Zu starker Haarwuchs wird durch eine falsche Hormonsteuerung verursacht – entweder durch Hormoneinnahme oder durch körpereigene Stresshormone.

Sowohl bei Haarausfall wie bei zu starkem Haarwuchs ist der Vitamin-B-Komplex sinnvoll, wenn Stress als Ursache gilt, sowie die Vitamine A und E generell.

Bei zu starkem Haarwuchs, vor allem an Stellen, wo er nicht gewünscht ist, kann *Lycopodium* homöopathisch wirken.

Farbtherapie:
Grün rund um den Bauchnabel strahlen.

Bach-Blüten:
Aus der Gruppe »Übertriebene Sorge um das Wohl anderer«:
Beech, Vervain.

Harnbeschwerden

Symptombild:
Am häufigsten ist hier unwillkürlicher Harnfluss ein Problem;
ebenfalls relativ oft wird Brennen beim Harnlassen gespürt.
Harnverhaltung ist ein weiterer Aspekt von Harnbeschwerden.

Ursachen und Bedeutung:
Erschöpfungszustände, die einem meist selbst vielleicht gar
nicht bewusst sind (zum Beispiel infolge nicht ausreichend
auskurierter, länger zurückliegender Krankheiten oder noch
mangelnde Erholung nach Geburten), gehören zu den wichtigen Ursachen von unwillkürlichem Harn-
fluss. Vielleicht liegen auch Parasiten im
Darm vor.
Wenn das Harnlassen brennt, liegt meist
eine Erkältung vor; man beobachtet auch
häufig chronisch kalte Füße.
Eventuell handelt es sich um einen bak-
teriellen Infekt oder um einen Pilzbefall.
Unter Umständen muss auch auf eine
Geschlechtskrankheit hin untersucht werden. Manche Medikamente und scharfe

> Enttäuschungen
> erfahren, sich gekränkt
> fühlen, beleidigt
> sein – das alles sind
> emotionale Auslöser
> von Harnbeschwerden.
> Die Chinesen sagen:
> »Der Sitz seelischer
> Konflikte ist in
> den Nieren.«

Gewürze können ebenfalls zu Brennen beim Harnlassen führen. Eine weitere Ursache ist es, wenn man zu wenig klares
Wasser bzw. zu viel konzentrierte Fruchtsäfte trinkt.

Harnverhaltung geht meistens auf Erkältungen zurück, auf Fieber und wiederum darauf, dass man zu wenig klares Wasser trinkt. In einigen Fällen ist Harnverhaltung die Folge einer allergischen Reaktion auf Wespen- oder Bienenstiche (eventuell länger zurückliegend und erst durch die Aufnahme tierischen Eiweißes aktiviert).

Behandlung:
Homöopathisch wirken oft *Aconit, Belladonna* oder *Dulcamara*. Des Weiteren nimmt man

• bei unwillkürlichem Harnfluss gern *Causticum;*
• bei Parasitenbefall als Ursache *China*.

Bei Erkältungsursachen von Harnverhaltung und »brennendem Harn« empfiehlt es sich, viel Kräutertees zu trinken, vor allem Zinnkrauttee. Man sollte auch sehr gut für warme Füße sorgen (eventuell Wechselfußbäder nehmen).

Farbtherapie:
Mit *Blau* links und rechts die Leisten bestrahlen; mit *Orange* an der Mitte der Schamhaargrenze.

Bach-Blüten:
Bei Erschöpfung das Notfallmittel *Rescue Remedy;* oder aus der Gruppe 6, »Mutlosigkeit und Verzweiflung«: *Crab Apple, Oak*.

Herpes (Herpes simplex oder Epstein-Barr-Virus)

Symptombild:
Herpes fängt mit einem juckenden roten Fleck an, der anschwillt und in dessen Mitte ein eitergefülltes schmerzendes

Bläschen entsteht. Nachdem die Bläschen zunächst jucken, brennen sie oft oder stechen. Herpes simplex tritt meist an den Lippen auf, am Gesäß oder an den Genitalien.
Herpes simplex darf nicht mit der Gürtelrose, Herpes Zoster und mit anderen Herpesformen verwechselt werden. Genital-herpes ist meist Herpes simplex – bitte suchen Sie aber im Falle eines Falles eine gynäkologische Praxis auf!

Ursachen und Bedeutung:

Wenn Hormonschwankungen (wie bei der Menstruation oder in der Menopause) mit zu großen körperlichen und/oder geistigen Stressbelastungen, Streit, Auseinandersetzungen, Liebeskummer und weiteren Faktoren zusammenfallen – wie geopathischen Störzonen, belastenden elektromagnetischen Strahlungen oder irritierenden Mondphasen wie Voll- bzw. Neumond oder astrologischen Mondquadraten –, werden Viren aktiviert, die bereits im Organismus in den Nervenganglien »schlummern«. Die Abwehr des Körpers ist durch die Summe der erwähnten Faktoren geschwächt, das Immunsystem funktioniert nicht mehr so, wie es eigentlich sollte, die Viren »wachen auf« und beginnen ihr Werk. Es handelt sich sozusagen um das Resultat einer Verkettung von Überbelastung, Mondstellung, Menses und emotionalem Ereignis.

> Meistens lösen emotionale Schocks oder körperliche Schwächezustände die Aktivierung der Herpesviren aus.

Spirituell gesehen, bedeutet das Auftreten von Herpes, dass man sich auf nicht direkt fassbare Weise emotional angegriffen fühlt. Man sieht sich bedroht und sucht unbewusst oder bewusst Schutz für das eigene Gefühlsleben. Oft spielen auch uralte archetypische oder karmisch bedingte Schuld- und Sühnevorstellungen bzw. -prägungen eine Rolle. Eigene Aggressionen will man nicht wahrhaben. Es entsteht das Gefühl, dass der eigene Schutzschild nicht ausreicht. Man sollte versuchen, sowohl analytisch als auch intuitiv zu denken und die Umstände anzunehmen lernen. Ein dritter Grund ist die – meistens unbewusste – Ablehnung der eigenen Weiblichkeit bzw. weiblicher Gefühle.

Behandlung:
Bei Herpes lässt sich zurzeit im Normalfall nur vorübergehende Linderung und Abheilung von Herpesbläschen erreichen; lebenslang gültige vollständige Heilungen sind selten, weil sich die Viren in den Ganglien praktisch für immer festgesetzt haben.

Cortison unterdrückt Herpes bestenfalls, es heilt aber nicht.

Ich empfehle *Natrium chloratum D6* von den Schüßler'schen Zellsalzen (Mineralsalzen) zur lokalen Behandlung von Herpesbläschen. Man verreibt 3 bis 4 Tabletten mit Wasser zu einem weißlichen Brei und trägt ihn lokal auf die betroffenen Stellen auf. Das lindert und fördert den Abheilungsprozess, der bei zirka zweimaligem Auftrag am Tag etwa 1 bis 6 Tage dauert. Je schwächer die Abwehrkräfte sind, desto länger dauert der Abheilungsprozess.

Die Deutsche Homöopathie-Union (DHU), eine Herstellerfirma von Schüßler-Mitteln, empfiehlt *Kalium chloratum Salbe D6* bei »herpesartigen« Ausschlägen mit entzündeten Bläschen.

Zusätzlich zur lokalen Behandlung empfiehlt sich Vitamin B, der gesamte Vitamin-B-Komplex, in Tablettenform oder als Injektion. Sehr hilfreich ist es, Teebaumöl auf die Bläschen zu geben.

Wenn Herpesbläschen auftreten aufgrund von Schwäche in der Menstruationsphase (durch Blutverlust oder durch psychische Labilität) und praktisch alle 4 Wochen akut werden, sollte die Vitamin-B-Dosis deutlich erhöht bis verdoppelt werden.

Homöopathisch sind oft angezeigt: *Hepar sulfuris, Dulcamara, Natrium muriaticum, Acidum nitricum* und *Rhus toxicodendron.*

Wenn die Belastungen des Abwehrsystems durch geopathische Störzonen und/oder elektromagnetische Strahlungen verursacht werden, sollten Sie eine(n) seriöse(n) RutengängerIn (BaubiologIn) kommen lassen. Nach meiner langjährigen Praxiserfahrung lösen solche Störfelder und Strahlen (tragbare Telefone!) etwa ein Viertel aller akuten Herpesfälle aus.

Farbtherapie:
Mit *Grün* und *Blau* lokal bestrahlen, ohne die Haut dabei direkt zu berühren; mit *Rot* am Steißbein (zur Aktivierung des körpereigenen Abwehrsystems).

Bach-Blüten:
Aus der Gruppe 5, »Überempfindlichkeit«: *Holly, Walnut;* aus der Gruppe 2, »Unsicherheit«: *Hornbeam.*

Herzbeschwerden

Symptombild:
Herzbeklemmung, Herzstiche, Herzschmerzen (eventuell mit Ausstrahlung bis zum linken Arm), Herzrasen, arrhythmische Herzschläge, Herzpoltern, Herzklopfen und Atemnot.

Ursachen und Bedeutung:
Bei anhaltenden bzw. intensiven Beschwerden muss ein Herzspezialist prüfen, ob eine organische Herzkrankheit vorliegt. Andere als organische Ursachen für Herzbeschwerden können sein: Aufregung, Schreck, Schock, Grippe, Nebenwirkung rheumatischer Beschwerden, Probleme in der Part-

nerschaft oder Verlust des Partners, Trauer, Kummer, Sorgen, Nebenwirkungen von Gebärmutter- und Eierstockerkrankungen, schwarzer Tee und Kaffee, natürlich Tabak-»Genuss«, zu üppige bzw. schwere Mahlzeiten, körperliche oder geistige Überanstrengung, falsche Sitzhaltung, Hämorrhoiden, Parasiten, Störzonen und elektromagnetische Strahlungen, Angst, Einsamkeit, psychische Reizbarkeit bzw. Überempfindlichkeit etc.

Herzbeschwerden signalisieren einen Mangel an überpersönlicher Liebe.

Spirituell gesehen, sind Herzbeschwerden ein sehr deutliches Signal für einen Mangel an überpersönlicher Liebe. Gefühle sind blockiert – entweder aufgrund von Einsamkeit, Verzweiflung oder Angst oder weil man sich selbst verschlossen hat. Oft fehlt der Mut, sich gegenüber einer erfahrungsgemäß feindseligen Umwelt wieder zu öffnen. Mangelndes Urvertrauen in das Leben führt zu Unsicherheit und einem Kraftverlust bzw. Kraftmangel, eigenes Selbstwertgefühl aufzubauen. Wir trauen uns nicht, Liebe zu erleben und Liebe zu zeigen, weil wir Angst haben, keine Resonanz zu finden, (wieder) Enttäuschungen zu erfahren und uns dann wertlos zu fühlen.

Behandlung:
Nehmen Sie Wechselarmbäder heiß-kalt, wobei der Ellbogen mit eingetaucht sein soll; Fußbäder, unter Umständen Kneippbäder (wenn es sich nicht um eine akute Herzschwäche handelt).
Ein altes Hausrezept empfiehlt, Kirschkerne in einem Leinenbeutel zu sammeln und über Nacht auf das Herz zu legen.
Sie sollten für angemessene Bewegung sorgen, damit der Kreislauf angeregt wird; beim Essen auf abwechslungsreiche, leichte Kost achten. Hochprozentiger Alkohol ist strikt zu vermeiden, Tabak ohnehin.

Bei Herzbeschwerden durch nervliche Belastungen, die von der Schulmedizin gern »vegetative Dystonie« genannt werden, können Sie Herzgespanntee trinken (im Kräuterladen oder in der Apotheke erhältlich). Weitere wichtige pflanzliche Heilmittel bei Herzbeschwerden sind Spartiol oder Diacard (Mischung aus Pflanzenextrakten, rezeptfrei in der Apotheke erhältlich).

Magnesium phosphoricum D6 aus der Reihe der Schüßler'schen Zellsalze empfiehlt sich bei überforderten Nerven und Krämpfen (Aktiv- *und* Passivraucher leiden prinzipiell unter einem Magnesiumdefizit!); *Kalium phosphoricum D6* bei geschwächten Nerven und Muskelschwäche, die bei starkem Flüssigkeitsverlust auftritt (zum Beispiel infolge zu häufigen Stuhlgangs).

Aus der Homöopathie kommen in Betracht:

- bei Herzklopfen durch Bewegung *Cactus, Digitalis, Lilium tigrinum, Spigelia;*
- bei Herzklopfen nach zu üppigem Essen *Nux vomica;*
- bei Herzklopfen bei sitzender Tätigkeit *Rhus toxicodendron, Kalium, Spigelia;*
- bei Herzbeschwerden durch Grippe *Iberis, Aconit, Gelsemium;*
- bei Folgen von Tee- und Kaffeegenuss *Agaricinum, Coffea, Nux vomica;*
- bei Folgen von Tabakrauch *Spartium, Convallaria, Kalium, Spigelia;*
- bei Herzbeschwerden als Folge von Gebärmutter- oder Eierstockerkrankungen *Cimicifuga, Lilium tigrinum;*
- bei Schockzuständen und einem Gefühl, als ob ein kalter Wind um die Seele weht, *Aconit;*
- bei Kummer und Sorgen *Ignatia;*
- bei starkem Flüssigkeitsverlust, einschließlich einer zu star-

ken Periode bzw. starken Blutungen außerhalb der Menstruation (Arzt aufsuchen), *China*.

Allgemein gelten als wichtige homöopathische Herzmittel *Cactus, Aconit, Apis, Arsenicum album, Bryonia, Digitalis, Spigelia, Kalium jodatum, Spongia, Strophantus, Spartium* und *Glonoinum*.

Farbtherapie:
Grün auf das Herzchakra in der Brustkorbmitte und *Rosa* auf das physische Herz strahlen; *Rot* auf das Steißbein (zur Stärkung der Lebenskraft); (bei akuter Herzschwäche notfalls) *Magenta* kurz, das heißt 30 Sekunden, auf das physische Herz und auf den Punkt direkt unterhalb der Nase; *Gelb* an das Ende des Brustbeins (wenn die Herzbeschwerden mit Angst und Beklemmungen zusammenhängen); *Türkis* an die Schilddrüse (bei Beschwerden aufgrund von Schilddrüsenstörungen).

Bach-Blüten:
Rescue Remedy, das Erste-Hilfe-Mittel; aus der Gruppe 2, »Unsicherheit«: *Wild Oat, Cerato, Scleranthus;* aus der Gruppe 3, »Mangelndes Interesse«: *Chestnut Bud, Olive, Clematis, Honeysuckle;* aus der Gruppe 4, »Einsamkeit«: *Heather, Water Violet.*

Hitze, Hitzewallungen, Hitzewellen

Symptombild:
Was sich manchmal schon während des Menstruationszyklus ankündigt, ist für viele Frauen während der Menopause das Hauptübel der inneren körperlichen Umstellungen: Hitze. Völlig unverhofft kann sich diese Hitze auch ohne jede erregende Ur-

142

sache einstellen – man bekommt ein heißes Gesicht, wird vielleicht sogar grundlos knallrot, oder man spürt Hitzewellen und -wallungen, die sich von unten durch den ganzen Körper nach oben fortsetzen oder in umgekehrter Richtung verlaufen. Die Hitze kann auch mit Schweißausbrüchen (siehe dort) verbunden sein.

> Hitzewallungen können auf einen Mangel an Urvertrauen hinweisen.

Ursachen und Bedeutung:
Körperliche Auslöser für Hitze und Hitzewellen bzw. -wallungen können vor allem die folgenden sein:

- eine Überfunktion oder eine Fehlreaktion der Schilddrüse, zum Beispiel infolge von Hormontherapien, aufgrund radioaktiver Strahlung oder nach der regelmäßigen Zufuhr bestrahlter bzw. verstrahlter Nahrungsmittel;
- gestaute Venen (das heißt »dickes Blut«), beispielsweise weil man zu wenig klares Wasser trinkt oder weil die Lymphflüssigkeit gestaut ist (zu wenig Bewegung, falsche Ernährung);
- eine gestaute Pfortader (die Hauptvene vom Darm zur Leber);
- geopathische Störzonen und elektromagnetische Störfelder bzw. -strahlungen;
- zu starke Sonneneinwirkung.

Aber nicht nur körperliche, auch emotionale Ursachen kommen als Auslöser für Hitzewellen und dergleichen infrage, vor allem die folgenden:

- bereits länger aufgestaute Spannungen im Gefühlsleben;
- vom Partner nicht beachtete Verliebtheit oder Liebe;
- Sorge oder Angst um Partner oder Familie, die einen »zuschnürt«;
- Erregungszustände aufgrund nicht verarbeiteter Träume;

- Wut, Enttäuschung, angestautes Liebesbedürfnis, das im Liebesakt keine Erfüllung findet;
- unterdrückte Eifersucht;
- übertriebene und Angst im Zusammenhang mit scheinbar erdrückenden zukünftigen Belastungen;
- Leiden unter selbst gewählter Einsamkeit.

Aus spiritueller Sicht gelten Hitzeerfahrungen in der Menopause (und während der Menstruation) als Hinweis darauf, dass wir unter mangelndem Selbstbewusstsein sowie mangelndem Urvertrauen in die überpersönlichen Kräfte des Lebens (also in Gott, die Schöpferkraft, die innere Führung) leiden.

Behandlung:
Sie erinnern sich gewiss: Menopause, Klimakterium, Wechseljahre – schon die Begriffe wirken so »krankheitsbezogen« – müssen keineswegs mit Beschwerden verbunden sein, eigentlich auch nicht mit Hitzewallungen. Wie können wir sie also von vornherein vermeiden, auch während der Menstruation? Hauptsächlich durch richtige Ernährung, strikte Vermeidung von Schweinefleisch, viel Bewegung an der frischen Luft und in der Sonne. Im Ehe- und Partnerschaftsleben sollten Sie lockerer werden, sich nicht alles zu stark zu Herzen nehmen, nichts vom anderen erwarten, was dieser nicht geben kann. Und wenn sich dann doch Hitze unerwartet und manchmal »peinlich« bemerkbar macht, ebenfalls loslassen und sie nicht zu wichtig nehmen.
Auch die Homöopathie bietet vielerlei Unterstützung. Ich nenne wiederum nur homöopathische Hauptmittel – eine kompetente und gezielte individuelle Diagnose und Therapie sind, wie bei allen anderen Beschwerden, natürlich unerlässlich:

- Bei allen physisch bedingten Hitzebeschwerden, die mit Stauungen zusammenhängen, ist *Sepia* das Hauptmittel.
- Bei Hitze, oft auch durch zu starke Sonneneinwirkung und in Verbindung mit blitzartigen Kopfschmerzen, dazu brennenden Augen sowie brennenden Handflächen und Fußsohlen, ist *Sanguinaria* das Hauptmittel.
- Wenn Eifersucht eine Rolle spielt, kann *Lachesis* gute Wirkung zeigen.
- Bei übermäßiger Besorgtheit um andere gibt man *Amylium nitrosum*.
- Bei Erregung durch Albträume, bei Kummer und niederdrückenden Sorgen ist *Cimicifuga* angezeigt.
- Bei nicht erfüllter Liebessehnsucht kann *Cuprum metallicum* helfen.

Farbtherapie:
Möglichst großflächig mit *Blau* bestrahlen, notfalls speziell am »Dritten Auge«; *Violett* auf den Scheitelpunkt.

Bach-Blüten:
Das Notfallmittel *Rescue Remedy;* aus der Gruppe 7, »Übertriebene Sorge um das Wohl anderer«: *Rock Water, Vine* und *Vervain.*

Hysterie

Symptombild:
Das Wort »Hysterie« kommt aus dem Griechischen, und *hystéra* bedeutete einfach nur »Gebärmutter«, das Adjektiv *hysterikós* so viel wie »an der Gebärmutter leidend«. Bereits den antiken Ärzten galt die Hysterie nämlich als typisches Frauenleiden, das sie auf krankhafte Vorgänge im Unterleib, speziell der Gebärmutter, zurückführten.

Die Symptome einer Hysterie sind nervliche Gereiztheit (manchmal Weinerlichkeit, eventuell auch Lach- oder Schreikrämpfe), möglicherweise unterschwellig, bis hin zum offenen Nervenzusammenbruch.

Ursachen und Bedeutung:
Hauptursache ist meist ein hormonelles Ungleichgewicht während bzw. vor allem nach der Schwangerschaft und in der Menopause. Weiter sind als Ursachen zu nennen: totale Erschöpfung und daraus folgende nervliche Überlastung; völlige körperliche Entkräftung durch extreme Strapazen; lang anhaltender zehrender Kummer; Folgen chronischer Schlafstörungen (siehe auch dort); zu viel Phosphor in der Nahrung (durch ein Übermaß an Colagetränken und Tiefkühlkost); zu viel Zigarettenrauch.

Hysterische Zustände sind ein Ausdruck des Schreis der Seele nach Hilfe bei schier überwältigend wirkenden Lebensanforderungen.

Man fühlt sich allein gelassen. Aber hochgradige Eifersucht kann ebenfalls eine Auslöserrolle spielen, wie auch starke sexuelle Erregung bei gleichzeitigem Schuldkomplex in Bezug auf Sexualität – oder Ablehnung von Intimkontakt, weil »man es nicht mehr nötig« hat.

Behandlung:
Alles, was zur Beruhigung der Nerven dient, ist sinnvoll. Neben medizinischen Mitteln helfen auch Entspannungsmassagen und Gespräche mit einem lieben, verständnisvollen Menschen.
Der Vitamin-B-Komplex sowie Nachtkerzenöl (Vitamin E) und Zink bewähren sich zur nervlichen Harmonisierung. Alle aufputschenden (Nahrungs)mittel sollten vermieden werden (Koffein, Alkohol, Drogen). Baldriantee wirkt gut und mild.

In der Homöopathie werden bei hysterischen Zuständen vor allem die folgenden Mittel empfohlen:

- bei Erschöpfung durch Kummer *Ignatia;*
- bei starker unerfüllter sexueller Erregung *Lilium tigrinum* oder *Crocus;*
- bei (vermeintlich) erloschenem Liebesverlangen *Platinum;*
- bei Eifersucht *Hyoscyamus;*
- bei Lach- und Weinkrämpfen *Moschus* oder *Nux moschata;*
- bei hysterischen Anfällen *Stramonium.*

Farbtherapie:
(Indigo)blau auf die Stirn (am »Dritten Auge«) strahlen (zur Harmonisierung der Hypophysentätigkeit); *Grün* auf das Herzchakra und *Rosa* auf das Herz.

Bach-Blüten:
Aus der Gruppe 4, »Einsamkeit«: *Impatiens.*

Identitätskrise

Symptombild:
Dieses Stichwort berührt den wahren Kern fast aller vermeidbaren Beschwerden bzw. Symptome in der Menopause. Es geht um das Wesentliche im Leben, es geht um unser innerstes Wesen, um unsere Lebensbestimmung. Obwohl dies keine »medizinische Beschwerden« sind, gehört das Thema »Identität« unmittelbar zum Problemkreis Wechseljahre.

Ursache und Bedeutung:
Viele Frauen werden in der Menopause zum ersten Mal bewusst damit konfrontiert, dass unser irdisches Leben vom Zeitpunkt der Geburt bis zum Zeitpunkt des Todes und nicht ewig währt,

dass wir nicht alle Zeit der Welt zur Verfügung haben, um unserem Leben einen Sinn zu geben. Wir haben Geburt, Pubertät, erste Liebeserlebnisse, Erfahrungen mit Partnerschaften, vielleicht die Mutterschaft durchlebt, durchlitten und beglückt erfahren – hatten aber fast keine Zeit, innezuhalten und über unser Leben nachzudenken. Über Ziele, über Selbstverwirklichung, über geistig-spirituelle Dimensionen. Jetzt »zwingt« uns die Umstellung unseres Körpers dazu, dass wir uns mit der Endlichkeit des irdischen Lebens auseinander setzen. Wir werden nun nicht mehr Mutter werden, unsere äußere Körperhülle hat den ersten Glanz der Jugend unwiderruflich abgelegt, wir fürchten vielleicht, weniger begehrt zu sein, wir können uns nicht mehr ohne weiteres in Hoffnungen oder gar Illusionen über das Leben hineinträumen.

All das führt zu einer mehr oder minder deutlichen Identitätskrise – und diese wiederum, wenn wir sie nicht offen und positiv annehmen und bestehen können, zu der Fülle von psychosomatischen Wechseljahrsbeschwerden, die leider ebenso typisch für eine große Zahl von Frauen sind, wie sie auf der anderen Seite unnötig sind.

Angst vor dem Älterwerden paart sich womöglich damit, dass wir uns nicht mehr akzeptieren oder ernsthaft an uns zweifeln. In eine noch tiefere Krise können uns Zweifel am Lebenssinn und Gefühle von Verlassensein und Einsamkeit oder Angst stürzen.

Behandlung:

Wir können nur über die Entdeckung unseres Selbstwerts zu einer echten, verlässlichen und geistig fundierten Identität gelangen. Geistig deshalb, weil Selbstwert meist etwas Unsichtbares, etwas Seelisches ist. Wir müssen begreifen, dass in uns selbst immer die größte Quelle existiert. Diese Quelle wird auch in der Menopause nicht verschüttet, unser Selbstwert wird auch in den Wechseljahren nicht geschmälert – im Gegenteil, wir können ihn jetzt vielleicht zum ersten Mal wirklich erfahren! Die größten Hilfen, zum eigenen Selbstwert, zur schöpferischen Kraft in sich, zu einem Lebenssinn zu finden, der über die Vergänglichkeit der Körperform hinausträgt – also zu sich selbst zu kommen –, sind nach meiner Erfahrung Meditationen, Affirmationen und die Beschäftigung mit geistig-spirituellen Dimensionen.

Letztlich besteht die Herausforderung jeder Identitätskrise darin, herauszufinden, wie wir bewusst eine ganzheitliche Harmonie von Körper, Geist und Seele aus einer geistigen Mitte heraus leben können. Im Zentrum einer solchen Harmonie befindet sich unser Bewusstsein, dieser »Funken Gottes«, der eine Zeit lang Erlebnisse und Lernaufgaben auf der Erde erfährt, um sich umso inniger mit seinem göttlichen Ursprung zu verbinden. Urvertrauen, Humor, Liebesfähigkeit, schöpferische Kraft (die uns nie genommen werden kann) – sie alle erwachsen aus dieser geistigen Mitte, in der sich Ich und Persönlichkeit, Seele und Geist, Geschöpf und Schöpfer begegnen.

> Die Identitätskrise führt zu typischen klimakterischen Beschwerden, die eigentlich unnötig sind.

Der Grad der Bewusstheit unserer überpersönlichen Identität – unsere Seele, unser Selbst – bestimmt den Grad von Erkenntnis und Gewissheit sowie Verwirklichung unseres Selbstwertes!

Sie können diesen Prozess mit geeigneten homöopathischen Mitteln unterstützen, die nach einer sorgfältigen Repertorisierung durch eine(n) gute(n) HomöopathIn gewählt wurden.

Farbtherapie:

Gelb ans Ende des Brustbeins strahlen; *Grün* auf das Herzchakra und *Rosa* direkt auf das physische Herz.

Bach-Blüten:
Aus der Gruppe 4, »Einsamkeit«: *Heather;* aus der Gruppe 1, »Angst«: *Mimulus* und *Red Chestnut.*

Jucken

Symptombild:
Jucken innen oder außen an der Vagina; Jucken der Haut.

Ursachen und Bedeutung:
Bei Vaginaljucken kann es sich um Candidapilze, Trichomonaden oder um ansteckende Geschlechtskrankheiten handeln. Allerdings kann man als Frau auch sozusagen allergisch auf den Partner reagieren. Bei Ausfluss (siehe dort) spürt man auch ab und zu Jucken.

> Chronisches Jucken drückt innere Unzufriedenheit aus.

Hautjucken geht auf zu trockene Haut wegen zu geringer Flüssigkeitsaufnahme zurück, weil die Haut als Hilfsorgan der Niere dann zu viele Giftstoffe ausscheiden muss oder weil noch unedle Metalle (Amalgam) im Gebiss oder in Prothesen sind.
Aus psychosomatischer Sicht ist chronisches Jucken ein Ausdruck innerer Unzufriedenheit oder Ablehnung einer Lebenssituation, ohne dass man bisher eine konstruktive Lösung angepackt hätte.

Behandlung:
Um Geschlechtskrankheiten auszuschließen, sollte man bei anhaltendem Juckreiz einen Arzt zurate ziehen.
Aus der Homöopathie sind – den individuellen Umständen entsprechend – folgende Mittel als wirksam bekannt: *Calcium carbonicum, Creosotum, Mercurius solubilis, Natrium muriaticum, Acidum nitricum, Platinum, Sepia* und *Sulfur.*

Farbtherapie:
Grundsätzlich können *Grün* und *Blau,* wenn man die juckenden Stellen bestrahlt, lindern helfen.

Bach-Blüten:
Aus der Gruppe 5, »Überempfindlichkeit«: *Agrimony, Holly;*
aus der Gruppe 7, »Übertriebene Sorge um das Wohl anderer«:
Rock Water.

Konzentrationsschwäche

Symptombild:
Vergesslichkeit, Überforderung durch die Aufgaben des täglichen Lebens, man verliert leicht den Faden oder kann Gedan-
kengängen nicht (mehr) richtig folgen; man bleibt nicht
(mehr) bei der Sache.

Ursachen und Bedeutung:
Konzentrationsschwäche ist unter anderem die Folge des
Konsums zu vieler Süßigkeiten und dadurch hochgradigen
Vitamin-B-Mangels (Zucker ist ein Vitamin-B-Räuber!); weitere Ursachen sind die Pille oder andere künstliche Hormongaben; elektromagnetische Störfelder; Lärm; Liebeskummer
(siehe dort) oder andere Sorgen; Nebenwirkungen von jahre-
langer Medikamenteneinnahme bzw. Alkohol- oder Drogenmissbrauch; Ablagerungen tierischen Eiweißes in den Blut-
gefäßen; verschleppte Gehirnerschütterung; nicht ausgeheilte
Krankheiten. Allergien gegen Gerüche (auch gegen Parfüm-
düfte oder Blüten, zum Beispiel Jasmin).
Psychosomatisch gesehen, steht hinter länger anhaltender
Konzentrationsschwäche – wenn nicht konkrete organische
Gründe vorliegen – ein Unvermögen bzw. eine Ablehnung,
sich auf die Ebene mentaler Logik und Konzepte einzulassen

und die »männliche«, das heißt auf die linke, Gehirnhälfte bezogene, Auseinandersetzung mit dem Leben zu vermeiden.

Behandlung:

Vitamin-B-Komplex aus der Nahrung (Vollwertkost!): Geeignet sind alle Sprossen von unbehandeltem Getreide (vor allem Weizenkeime) und Luzerne (Alfalfa); unbestrahlte Nüsse; Äpfel, Aprikosen, Feigen, Pflaumen, Kartoffeln und Avocado; Spirulina-Algen-Tabletten!

Man sollte für eine Entgiftung des Körpers sorgen, zum Beispiel durch eine Reinigungs- und Fastenkur, sich mehr Ruhe gönnen und an die frische Luft gehen, eventuell eine Atemtherapie durchführen und sich der Meditation widmen.

Versuchen Sie es auch einmal mit einer Umstellung des Bett- und Arbeitsplatzes, falls Störzonen die Ursache sind.

Es ist inzwischen wissentschaftlich nachgewiesen, dass Meditation die Konzentration um ein Vielfaches stärkt und fördert.

Homöopathische Hauptmittel sind *Barium carbonicum*, *Gelsemicum*, *Causticum*, *Lachesis*, *Lycopodium*, *Natrium muriaticum*, *Nux vomica* (bei Medikamentennebenwirkungen), *Phosphor* und *Sepia*.

Farbtherapie:

Mit *(Indigo)blau* die Stirn bestrahlen, etwa am »Dritten Auge« bzw. zwischen den Augenbrauen.

Bach-Blüten:

Aus der Gruppe 3, »Mangelndes Interesse«: *Mustard, Clematis;* aus der Gruppe 7, »Übertriebene Sorge um das Wohl anderer«: *Rock Water, Beech.*

Symptombild:

Kopfschmerzen treten in so vielen Formen auf, dass sie hier nicht alle genannt werden sollen. Die wichtigsten Arten der Kopfschmerzen in Zusammenhang mit dem Thema dieses Buches sind:

- Kopfschmerzen beim Eisprung, kurz vor der Periode oder während der Periode;
- in den Wechseljahren unverhofft: als Stirnkopfschmerz, als Hinterkopfschmerz, dumpf, pulsierend, hämmernd bzw. wie das Einschlagen eines Nagels.

Ursachen und Bedeutung:

Im Zusammenhang mit »Frauenbeschwerden« treten Kopfschmerzen oft bei Blutandrang zum Kopf hin auf; durch zu hohen Flüssigkeitsverlust des Körpers (Blut, Durchfall, extremes Schwitzen); weil plötzlich die Periode ausbleibt; aufgrund zu geringer Flüssigkeitsaufnahme (es zählt hauptsächlich klares Wasser!); durch zu viel Sonne (manche Frauen sind in der Menopause empfindlicher bei Sonne als davor oder danach); aufgrund hormoneller Umstellungen (sowohl natürlichen wie solchen durch künstliche Hormone); durch Medikamente (zum Beispiel »Appetithemmer«); wegen elektromagnetischer Strahlungen oder radioaktiver Belastungen (durch radioaktiv bestrahlte Nahrungsmittel, wie zum Beispiel Kartoffeln, oder verstrahlte Beeren, Pilze oder Nüsse).

> Kopfschmerzen lassen darauf schließen, dass man sich selbst überfordert.

Psychologisch gesehen, sind Kopfschmerzen ein Warnsignal dafür, dass man sich selbst zu viel zumutet, dass man sich Verantwortung aufbürdet, die man nicht tragen müsste und die einen »umtreibt«, bzw. dass man dazu neigt, sich selbst negativ zu bewerten.

Behandlung:
Allgemein bewähren sich Wechselfußbäder heiß-kalt. Es empfiehlt sich, mehr zu trinken, Vitamin E (Nachtkerzenöl) zuzuführen, für eine natürlich gute Verdauung zu sorgen (unter anderem mit Leber-Galle-Tees), sich eventuell mehr auszuruhen und zu schlafen. Lassen Sie den Schlaf- und den Arbeitsplatz auf Strahlungsbelastung hin untersuchen, möglicherweise muss man die Möbel verrücken bzw. abschirmen (lassen); oft helfen dabei echte Korkplatten oder Bienenwaben. Man kann auch ein Bad mit Meersalz und Apfelessig nehmen.

Zu den homöopathischen Hauptmitteln gehören die folgenden:

- bei Nagelkopfschmerz: *Ignatia;*
- bei Blutandrang: *Sanguinaria;*
- bei hämmerndem, pulsierendem Schmerz: *Crocus;*
- bei hohem Flüssigkeitsverlust: *China;*
- bei zu viel Sonne: *Belladonna;*
- bei Schläfen-Nacken-Schmerz aufgrund Gallenstau: Chelidonium C 30.
- Bei dumpfem Kopfschmerz gibt es kein Hauptmittel; hier muss auf jeden Fall der/die BehandlerIn zurate gezogen werden.

Farbtherapie:
Grün, auf die Mitte der beiden Augenbrauen gerichtet und auf die Galle (kann lindernd wirken). *Orange* auf der Schamhaargrenze (kann ebenfalls helfen). Wenn die Niere normal funktioniert und wirklich ausreichend klare Flüssigkeit ge-

trunken wird, hilft *Blau* am »Dritten Auge« (wenn die Niere *nicht* richtig arbeitet, verschlimmert *Blau* dort!). Sie können auch *Grün* auf das Herzchakra und *Rosa* direkt auf das Herz strahlen (um emotionale Blockaden zu lösen).

Bach-Blüten:
Aus der Gruppe 7, »Übertriebene Sorge um das Wohl anderer«: *Pine, Beech;* aus der Gruppe 4, »Einsamkeit«: *Heather;* aus der Gruppe 5, »Überempfindlichkeit«: *Walnut.*

Körpergeruch

Symptombild:
Mit Körpergeruch sind hier unangenehme, oft auch als peinlich empfundene Ausdünstungen des Organismus, mit oder ohne gleichzeitiges Schwitzen, gemeint.

Ursachen und Bedeutung:
Körpergeruch gehört zu den unerwünschten Nebenwirkungen, die eigentlich nicht direkt mit der Menopause oder dem Menstruationszyklus zu tun haben, sondern mit Stoffwechselvorgängen im Körper. Die Ausscheidung von Gift-, Abfall- und Schlackenstoffen über die normalen Kanäle – vor allem über den Darm, aber auch über Niere und Harn – arbeiten nicht richtig, sodass die Haut als Ersatzausscheidungsorgan einspringen muss.

Wenn wir übel riechen, »stinkt« uns, im wahrsten Sinne des Wortes, etwas.

Irgendetwas »stinkt« einem – buchstäblich. Oft steht man sich selbst im Weg, ohne es recht zu bemerken. Bei manchen Menschen wirkt der körpereigene Geruch auch wie ein Schutzschild gegen zu nahe Kontakte mit anderen.

Behandlung:

Es empfehlen sich Reinigungs- und Fastenkuren, Nieren- und Lebertees sowie Wechselduschen heiß-kalt. Eine Ernährungsumstellung unter fachkundiger Beratung kann viel bewirken. Homöopathisches Hauptmittel ist *Sulfur*.

Farbtherapie:

Mit *Violett* den Scheitelpunkt des Kopfes bestrahlen (um die Reinigung anzuregen); *Gelb* auf das Ende des Brustbeins richten (wenn uns Angst umtreibt).

Bach-Blüten:

Aus der Gruppe 6, »Mutlosigkeit und Verzweiflung«: *Crab Apple;* aus der Gruppe 1, »Angst«: *Aspen;* aus der Gruppe 2, »Unsicherheit«: *Hornbeam, Wild Oat.*

Krämpfe

Symptombild:

Unterleibskrämpfe sind ein Aspekt des so genannten PMS-Bildes (siehe auch unter dem Stichwort »PMS, prämenstruelles Syndrom«) und können kurz vor bzw. während der Menstruation auftreten. Auch in der Menopause leiden manche Frauen unter Unterleibskrämpfen. Diese Krämpfe können dumpf, schneidend, stechend, zusammenziehend oder wie wehenartig sein.

Ursachen und Bedeutung:

Körperliche Ursachen können sein: Unterleibserkältung (an Gebärmutter oder Eierstöcken); Darmkrämpfe aufgrund von Verstopfung, Durchfall oder Darmerkrankungen; der Eisprung in der Mitte des Zyklus; das Ausbleiben der Periode.

Zu den psychischen Ursachen gehören Anspannung der Nerven durch Angst und das Festhalten (»Klammern«) an Gewohnheiten. Eventuell sind Krämpfe auch die Folgen eines möglicherweise längst verdrängten Missbrauchs und hängen dann mit Wut über die Ohnmacht und Entwertung zusammen.

Aus esoterischer Sicht weisen Krämpfe auf einen Widerwillen hin, sich mit Neuem auseinander zu setzen. Dieser Widerwille kann bereits bei der ersten Menstruation auftreten, wenn es darum geht, die Weiblichkeit und die dazugehörenden Funktionen des Organismus zu akzeptieren.

Behandlung:

Als biochemisches Mittel wirkt *Magnesium phosphoricum D6* von den Schüßlersalzen hervorragend, um Krämpfe zu lösen. Erneut kann ich Nachtkerzenöl und Vitamin B empfehlen.

Als homöopathische Mittel nenne ich aus dem großen Spektrum, das ja immer wieder auf die individuelle Eignung hin geprüft werden muss, *Ignatia, Cimicifuga, Nux vomica* und homöopathische Schockmittel wie *Aconit* und *Opium* (verschreibungspflichtig!).

Farbtherapie:

Bestrahlen Sie mit *Orange* die Mitte der Schamhaargrenze bzw. großflächig den Unterleib, und richten Sie *Blau* auf das »Dritte Auge«; *Grün* auf das Herzchakra (wenn Sorgen vorrangig sind).

Bach-Blüten:

Aus der Gruppe 5, »Überempfindlichkeit«: *Holly, Centaury;* aus der Gruppe 7, »Übertriebene Sorge um das Wohl anderer«: *Vine.*

Symptombild:

Es wäre unmöglich, ein »Normalmaß« für die Intensität der weiblichen Libido formulieren zu wollen. Es gibt hier keine generellen Regeln, nur ganz individuelle Empfindungen, Wünsche, Sehnsüchte oder auch Gewohnheiten. Wir erleben ein völlig natürliches Auf und Ab innerhalb einer bestimmten »Bandbreite«; unter besonderen Umständen aber auch ungewöhnlich starke Erregungszustände, seltener ein echtes – und nicht auf Verdrängung zurückgehendes – Nachlassen der Libido.

Bei erstaunlich vielen Frauen verstärkt sich das sexuelle Verlangen während und nach dem Klimakterium, vor allem, wenn ihr Partner noch lebt. Bei anderen, besonders jenen, die ihren Partner bereits verloren haben, entsteht womöglich eine Abneigung gegen Libidoempfindungen. Der Begriff »Schwankungen« bezieht sich also nur auf Rhythmen Ihrer eigenen Libido.

Ursachen und Bedeutung:

Unsere Libido hängt eng mit unserem Hormonhaushalt zusammen. Die Hypophyse ist das wichtigste Steuerungsorgan für unsere gesamte Drüsentätigkeit und damit zusammenhängende psychosomatische Ursachen und Wirkungen. Die Hypophyse steht physiologisch in direkter Verbindung mit den Keimdrüsen; gleichfalls existiert eine gegenseitige Beeinflussung über emotionale Einflüsse; schließlich geht man in der Esoterik davon aus, dass das Augenbrauenchakra (= Hypophysenentsprechung) das Pendant zum Sakralchakra (= Sexualentsprechung) darstellt.

Offensichtliche Ursachen für Libidoschwankungen sind der Verlust des Partners aufgrund von Trennung, Scheidung oder

Tod; Partnerwechsel; veränderter (oft verminderter) sexueller Austausch in »eingefahrenen« Partnerschaften; Familientrott mit festen Verpflichtungen für die Frau als Mutter und Hausfrau oder als allein stehende Ernährerin der Familie, sodass »Höhepunkte« ohnehin selten werden bzw. die Kraft dazu fehlt; Veränderungen in der Einstellung zum Partner (man liebt sich weniger, man ist nicht [mehr] verliebt, man entwickelt Abneigungen oder Distanz); Schmerzen beim Liebesakt bzw. Abneigung gegen bestimmte Vorlieben oder Praktiken des Partners.

Es gibt kein »Normalmaß« für die Intensität der weiblichen Libido.

Alkohol, Tabak, Drogen und Medikamente können ebenfalls zu merklichen Schwankungen der Libido führen. Eine eher würzig-scharfe Ernährung regt die Libido an; zu viel Salz mindert sie, weil Salz die Schleimhäute austrocknet.

Verminderte Libido deutet auf Enttäuschungen und Ärger im Leben, vor allem in Bezug auf Partnerschaft, auf Kummer und Sorgen, ein Selbstbild als Opfer des Schicksals und allgemein auf einen Mangel an Lebensfreude hin. Manchmal spielen auch Schuldkomplexe hinsichtlich natürlicher Freude an Sexualität und Erotik eine Rolle.

Eine verstärkte Libido ist ein klares Zeichen für unerfüllte Liebessehnsucht, wenn nicht eine eher krankhafte Nymphomanie mit im Spiel ist. Der intensive Wunsch nach All-Einigkeit der Seele(n) kann die Libidokräfte und auch das Begehren nach höchster Ekstase intensivieren.

Behandlung:

Diese Zwischenüberschrift darf nicht so interpretiert werden, als ob normale Libidoschwankungen »behandlungsbedürftig« wären! Sie selbst entscheiden, ob eine Verstärkung oder eine Minderung Ihrer Libido für Sie störend ist und Sie dann deshalb etwas zum Ausgleich tun möchten.

Wechselduschen sind ein beliebtes altes und auch heute noch wirksames Hausmittel, ebenso entspannende Bäder. Aus der Aromatherapie kennen wir sowohl anregende wie auch relaxierende Düfte. Sehr bewährt zum Harmonisieren der Libido hat sich entspannende Meditation.

Als homöopathische Mittel kommen vor allem die folgenden in Betracht:

- bei sehr stark erregter Libido, sinnlichen Gedanken und Träumen *Origanum;*
- bei gesteigerter Libido und Neigung zur Verliebtheit, melancholischer Gemütsveranlagung, Herzklopfen, Hitzewallungen, heißem Schweiß und bei sexueller Übererregung vor der Periode, dazu Herzklopfen, gieriger Appetit und kalter Schweiß (weil der Körper eigentlich geschwächt ist), *Veratrum album;*
- wenn man enge Gürtel oder andere Einengungen um die Taille nicht verträgt, *Lachesis;*
- bei verstärkter Libido, verbunden mit hektischer Nervosität, Wärmebedürfnis, Neigung zu Depressionen, Neigung zu Hitzewallungen und Schweiß mit Zittern, *Acidum sulfuricum;*
- bei besonderer sexueller Erregung, verbunden mit Zwischenblutungen und Neigung zu Fehlgeburten im dritten Monat, *Sabina;*
- bei Nymphomanie bzw. abnormen Erregungszuständen, verbunden mit Hochmut und trotzdem melancholischer Gemütsverfassung, gleichzeitig vibrierender Erregung, *Platinum;*
- bei sexueller Übererregung bei der geringsten Berührung, verbunden mit inneren Traurigkeit, *Murex;*
- bei zu schwacher Libido bzw. Mangel an Verlangen, dabei Gefühl von Gleichgültigkeit gegenüber Familie oder Freun-

den, großer innerer Traurigkeit, oft auch Schmerzen beim Liebesakt, *Sepia;*

- bei Libidoschwäche bzw. Abneigung gegen sexuellen Austausch als Folgen von Kummer, Ärger, mitunter auch wegen zu viel Salz, Neigung zu Trockenheit der Vagina, manchmal auch wehenartige Gebärmutterschmerzen und wenn man mit Kummer und Tränen allein gelassen werden möchte, *Natrium muriaticum;*
- bei Libidoschwäche aufgrund langer Enthaltsamkeit *Conium.*

Frauen, welche die Libido ihrer Männer stärken wollen, empfehle ich als natürliche Stimulanzien praktisch alle roten Nahrungsmittel (zum Beispiel Rote Bete, rote Kirschen, rote Äpfel, rote Säfte), Wechselduschen, Vitamin E, Ginseng, den Vitamin-B-Komplex – eigentlich also eine gute, vollwertige Ernährung und genügend klares Wasser.

> Rote Nahrungsmittel stimulieren die Libido auf ganz natürliche Weise.

Die orientalische Liebesküche kennt seit langem manche Gewürze als milde Aphrodisiaka, also Anregungsmittel für die Libido: Zimt, Nelken, Anis, Muskatnuss, Mohn, unter Umständen Kardamom und Vanille.[17]

Als homöopathische Mittel nimmt »man(n)«:

- *China* und *Conium* bei Erschöpfung;
- *Nux vomica* zur Entgiftung bei Drogen-, Alkohol-, Medikamenten- und Tabakmissbrauch;
- *Medorrhinum* bei Verdacht auf erbliche Belastungen durch Geschlechtskrankheiten;
- *Sulfur* zur Reinigung;
- *Sepia* bei Abneigung oder Gleichgültigkeit gegenüber der unmittelbaren Umgebung;

- *Lycopodium* bei chronischer Libidoschwäche;
- *Barium carbonicum* bei Altersschwäche;
- *Agnus castus,* wenn der Penis klein und kalt ist (auch *Sulfur* und *Lycopodium).*

Farbtherapie:
(Bei mangelnder Libido) mit *Orange* den Punkt in der Mitte der oberen Schamhaargrenze bestrahlen; *Rot* oder *Magenta* (dies nur kurz!) an das Steißbein, *Grün* auf das Herzchakra und *Rosa* auf das Herz zur Harmonisierung. (Bei zu intensiver Libido zur Beruhigung) *Blau* auf die Mitte der Schamhaargrenze; *Grün* auf das Steißbein. (Und ebenso zur Harmonisierung) *Grün* auf das Herzchakra und *Rosa* auf das Herz.

Bach-Blüten:
Aus der Gruppe 5, »Überempfindlichkeit«: *Centaury;* aus der Gruppe 4, »Einsamkeit«: *Heather;* aus der Gruppe 6, »Mutlosigkeit und Verzweiflung«: *Willow.*

Liebeskummer

Symptombild:
Liebeskummer ist sehr viel häufiger, als Männer ahnen, und er ist eine ernsthafte Ursache nicht nur für »Unpässlichkeiten« aller Art, sondern für echte Beschwerden bis hin zu Organerkrankungen.

Ursachen und Bedeutung:
Über Ursachen für Liebeskummer könnten wir uns wohl unendlich lang unterhalten – jede Frau hat ihre eigene (Leidens-) Geschichte ...

Behandlung:

Man kann Liebeskummer mit spirituellen Interpretationen über »Karma« überhöhen oder psychologisch wegrationalisieren – das ändert jedoch nichts daran, dass die betroffene Frau weiter leidet. Ich möchte Sie auf jeden Fall wieder daran erinnern, Ihren Selbstwert nicht aus dem Blick zu verlieren (siehe auch unter dem Stichwort »Selbstwertmangel«)!

Bei Beschwerden aufgrund von Liebeskummer und Liebesenttäuschungen helfen homöopathisch *Ignatia* oder *Natrium muriaticum.*

Farbtherapie:

Bestrahlen Sie Ihr Herzchakra mit *Grün* und das physische Herz mit *Rosa* (zur Lösung von Kummer); *Rot* auf das Steißbein (zur Stabilisierung des Selbstwerts und der Lebenssicherheit).

Bach-Blüten:

Aus der Gruppe 2, »Unsicherheit«: *Gentian* (bei starken Selbstzweifeln und rascher Entmutigung); aus der Gruppe 4, »Einsamkeit«: *Heather* (bei Unfähigkeit, allein zu sein, und großem Schutzbedürfnis); *Impatiens* (bei Ungeduld).

Menstruationsbeschwerden

Siehe das Kapitel »Menstruation als symbolischer Lebensschlüssel« in Teil I sowie unter den Stichwörtern »Blutungen«, »Krämpfe« und »PMS, prämenstruelles Syndrom«.

Myome

Symptombild:

Unter Myomen versteht man gutartige Wucherungen an der Gebärmutter, die sich durch starke Blutungen bemerkbar machen, durch Verschiebung des Menstruationszyklus, Schmerzen bei jeder Bewegung, Druck auf die Blase und das häufige Bedürfnis, Wasser zu lassen, eventuell auch durch Druck auf den Darm und so bedingte Verstopfung. Myome variieren zwischen der Größe eines Kirschkerns bis hin zur Kindskopfgröße.

Zu diesem Stichwort zählen auch die so genannten Fibroide, Zysten und Polypen, gleichfalls gutartige Zellwucherungen.

Ursachen und Bedeutung:

Myome entstehen erst aufgrund eines Bündels von Faktoren, die zusammenkommen. Dazu gehören vor allem übermäßiger Stress, das Gefühl, nicht geliebt zu werden, »Lebensfrust«, große Sorgen, stiller Kummer, Enttäuschungen und Partnerschaftsprobleme.

Die Gebärmutter ist das Organ, das für die Fortpflanzung zuständig ist. Wenn jetzt aber die mütterlichen Schöpfungskräfte nicht zum Zuge kommen, weil empfängnisverhütende Mittel dies verhindert haben, wird die Gebärmutter durch den sexuellen Kontakt zwar gereizt, aber nicht durch eine Befruchtung befriedigt.

»Dies macht im wörtlichen Sinn böses Blut«, sagt Mellie Uyldert. »Die Gebärmutter ist ein selbständiges Wesen, ein Gefühlsorgan, das seine Bestimmung erfüllen will. Wenn sie immer frustriert wird, beginnt sie, wilde Zellen aufzubauen; es entstehen Geschwulste oder ein Krebsgeschwür. Je stärker sie den Betrug empfindet, desto bösartiger wird das Geschwür.«[18]

Auslöser für das Wuchern von Myomen sind dann fast immer geopathische Störzonen oder Belastungen durch elektromagnetische Strahlungen. Nach der Menopause gehen Myome übrigens im Regelfall zurück.

Psychologisch gesehen, entstehen Myome, weil Kummer, Sorgen und Enttäuschungen gern überspielt werden; man bietet nach außen das Bild einer fröhlichen Frau. Die Probleme wuchern stattdessen nach innen.

Behandlung:
Holen Sie lieber eine zweite und dritte Meinung ein, bevor Sie sich unbesehen und voreilig zu einer Operation entschließen. In der Naturheilkunde gibt es eine ganze Fülle von wirksamen Hilfen, welche die/der kompetente BehandlerIn kennen und vorschlagen werden.
In der Homöopathie erzielt man mit nachstehend aufgeführten Mitteln Erfolge bei der Behandlung der gutartigen Geschwulste:

- *Calcium carbonicum, Calcium fluoratum, Phosphor* und *Aurum muriaticum natronatum* sind homöopathische Hauptmittel bei Myomen.
- *Belladonna, Calcium carbonicum, Calcium phosphoricum, Phosphor, Thuja* und *Teucrium* sind homöopathische Hauptmittel bei Polypen.
- *Apis* ist das homöopathische Hauptmittel bei Zysten und Fibroiden.

Lassen Sie auf jeden Fall Ihren Schlaf- und Arbeitsplatz auf Störfelder hin überprüfen und notfalls verlegen. Das reicht aber allein natürlich nicht aus und ersetzt die fachkundige Behandlung nicht.

Farbtherapie:
Strahlen Sie mit *Blau* auf die Gebärmutter bzw. auf schmerzhafte Bereiche und Zonen (um lindern zu helfen).

Bach-Blüten:
Aus der Gruppe 5, »Überempfindlichkeit«: *Walnut;* aus der
Gruppe 4, »Einsamkeit«: *Heather.*

Operationen

Symptombild:
Die häufigsten »Frauenoperationen« sind Entfernungen von
Myomen, teilweise oder als Totaloperationen der Gebärmut-
ter, Eileiter- und Brustoperationen.

Ursache und Bedeutung:
Zu viele Ärzte und Chirurgen sehen es als die normalste und be-
quemste Sache der Medizinwelt an, bei Myomen oder anderen,
auch sanfter behandelbaren Erkrankungen Gebärmutter oder
Eierstöcke oder sogar beides operativ zu entfernen, und sie vertreten dies zu oft als völlig natürliche Angelegenheit gegenüber
betroffenen Frauen. Wenn eine Frau sagt, dass sie kinderlos
bleiben möchte, empfehlen viele Ärzte der
Einfachheit halber immer noch eine Ge-
bärmutterentfernung. Was ist, wenn diese
Frauen die Kinderfrage später anders beantworten? Wenn Schwierigkeiten mit der
Menstruation auftauchen und die Menopause in greifbare zeitliche Nähe zu rücken
scheint, schlagen manche Ärzte ebenfalls
zu häufig solche Operationen vor, »weil es
doch jetzt ohnehin bald an der Zeit« sei.
Spätestens solche Vorkommnisse wären

Lassen Sie sich
nicht einreden,
neurotisch zu sein,
nur weil Sie sehr
sorgfältig prüfen
wollen, was für Sie
als Frau gesundheitlich
und seelisch
am besten ist.

Anlass genug, den Arzt zu wechseln bzw. eine zweite und dritte
Meinung einzuholen. Ich empfehle, geduldig und gleichzeitig
beharrlich im Gespräch mit mehreren Behandlern zu überprüfen, ob Operationen wirklich unumgänglich sind.

166

Es gibt noch immer zu wenig Frauen in der Gynäkologie – man könnte vermuten, dass die weiblichen Organe wohl deshalb auch weit weniger geachtet werden. Würden genauso viele Operationen und Totalentfernungen vorgenommen, wenn es sich um männliche Geschlechtsorgane handelte?

Wenn feststeht, dass homöopathische und naturheilkundliche Maßnahmen nicht (mehr) helfen und ein chirurgischer Eingriff notwendig wird, um zum Beispiel Myome oder Krebsgeschwulste zu entfernen, so fassen Sie sich bitte doch das Herz, mit dem Chirurgen ausführlich zu besprechen, ob das Organ selbst nicht doch gerettet werden kann. Das betrifft auch Frauen über vierzig! Aus eigener Erfahrung kann ich dies nur empfehlen: Ich hatte mit Ende zwanzig ein kindskopfgroßes Myom an der Gebärmutter, das an Blase und Darm angewachsen war. Ein Chirurg wollte auf einer Totaloperation bestehen; ich fand einen anderen, der bereit war, in einer langwierigen Prozedur nur das Myom zu entfernen. Dadurch konnte ich auch danach noch schwanger werden – heute freue ich mich über meinen erwachsenen Sohn Daniel.

Gesundheitsstatistiken über Frauen mit Totaloperationen der Gebärmutter besagen, dass sich diese Frauen danach wesentlich häufiger chronisch kränkelnd fühlten bzw. genauso wie zuvor; wenn die Eierstöcke auch noch entfernt wurden, litten die betroffenen Frauen viermal so häufig an Depressionen.

Behandlung:

Um die Folgen von notwendig gewordenen Operationen zu lindern bzw. bereits vor der Operation den Organismus in der rechten Weise zu unterstützen, bedient man sich in der Homöopathie gern folgender Hauptmittel:

- *Arnica,* das Hauptmittel für alle Wunden;
- *Staphisagria* bei Schnitten;
- *Bellis* bei Gebärmuttereingriffen.

Farbtherapie:
Blau und *Grün* im Wechsel (zur Nachbehandlung bzw. zur schnelleren Wundheilung).

Bach-Blüten:
Rescue Remedy, das Erste-Hilfe- bzw. Notfallmittel.

Osteoporose

Symptombild:
Neigung zu Brüchigkeit der Knochen, poröse Knochen, Verlust an Knochensubstanz – vor allem nach der Menopause. Die Osteoporose kann bei schlanken, hageren und nervös veranlagten Frauen häufiger auftreten als bei stärker gebauten, bedächtigen Naturen.

Ursachen und Bedeutung:
Osteoporose bräuchte es überhaupt nicht zu geben! In südlichen Ländern taucht diese Folge eines Mangels an Sonnenlicht und frischer Luft praktisch nicht auf.[19] Frauen neigen eher zur Knochenporosität als Männer, weil sie aufgrund der monatlichen Menses mehr Kalzium ausscheiden als Männer. Also müssen wir körperlich aktiver sein, uns mehr bewegen und mehr natürliches Kalzium mit der Nahrung aufnehmen (unter anderem in Joghurt, Milch, Käse, Molasse, Sesam, Mais, Sojaprodukten und gekochtem Brokkoli).

Richtige Ernährung und Bewegung an der frischen Luft können Osteoporose verhindern.

Zur physiologischen Ursachenkette gehört, dass mit der Menopause die Östrogenproduktion vermindert wird, was als Nebenwirkung eine stärkere Entkalkung der Knochen zur Folge hat. Dies muss allerdings keineswegs zur Osteoporose führen, wenn wir uns wie gesagt vernünftig ernähren, uns genügend Bewegung an der frischen Luft und ausreichend Sonne gönnen.

Belastungen durch radioaktive Strahlen (Röntgenaufnahmen!) und Radioaktivität in Luft, Wasser und Nahrungsmitteln können auch zu Osteoporose führen, weil die Knochensubstanz dadurch angegriffen wird.

In der Schwangerschaft sind wir Frauen übrigens – aus bislang ungeklärten Gründen – vor einer Entkalkung geschützt. Während der Stillzeit sinkt das Östrogenniveau stark ab, Kalzium wird aus den Knochen der Frau abgebaut und zum lebenswichtigen Bestandteil der Muttermilch. Nach dem Ende der Stillzeit steigt das Östrogenniveau wieder hoch, sodass die Aufnahme von Kalzium im Organismus verstärkt wird.

Esoterisch gesehen, ist die Angst vor Osteoporose ein Hinweis auf Angst vor Lebenserstarrung und verminderte Anteilnahme am Leben. Osteoporose selbst ist esoterisch betrachtet ein Warnsignal, dass sich der Mensch nicht mehr vom Leben akzeptiert fühlt und sich selbst deshalb (unbewusst) »sabotiert«.

Behandlung:

Kalziumreiche Nahrung, viel frische Luft, viel Sonnenlicht und angemessene körperliche Bewegung (wodurch die Sauerstoffaufnahme des Körpers verstärkt wird) sind sowohl der beste Schutz vor wie die beste Therapie bei Osteoporose. Vitamin B_6, das Knochenvitamin (vor allem in Vollwertgetreide), und Vitamin E (Nachtkerzenöl), kalt gepresstes Oliven- und Sonnenblumenöl, Nüsse, Sonnenblumenkerne und Sesam helfen als Bestandteile einer natürlichen Ernährung besonders.

Wenn Sie Ihre Lebensweise umstellen können auf weniger Stress, wäre dies generell hilfreich. Stress »frisst« Vitamin-B-Reserven auf.

Eine besondere Wirkung besitzt heiße Milch mit »Ghee«: Ghee ist ausgeflockte, geklärte Butter (reinstes Butterschmalz). Die Herstellung ist denkbar einfach: Die frische Butter wird auf kleinster Flamme geschmolzen. Man lässt sie so lange vor sich hin köcheln, bis sich weißer Schaum gebildet hat. Die flüssige Butter wird nun durch ein feines Sieb mit Mulltuch gegossen, das Schaum und Flocken auffängt.

Ghee in einem Glas oder Schmalztopf aufbewahren, jedoch möglichst nicht im Kühlschrank. Morgens und abends eine Tasse heiße Milch mit einem Teelöffel voll Ghee trinken. Bei Milchunverträglichkeit eignet sich auch heiße Gemüsebrühe.

Bei Knochenbrüchen sind 2 bis 3 Teelöffel notwendig, um eine schnellere Heilung zu erzielen.

Dieses Rezept gilt in den Veden auch als Heilmittel bei Übersäuerung, verschlackter Lymphe und zur Stärkung des Immunsystems.

Von den Schüßlersalzen kommen infrage: *Calcium phoshoricum D6* und *Calcium fluoratum D12* für den Knochenaufbau. Homöopathisch ist *Calcium carbonicum* sinnvoll.

Dr. med. Erwin Schlüren schreibt in seinem Standardwerk *Homöopathie in Frauenheilkunde und Geburtshilfe:* »Die Unwirksamkeit der Östrogenbehandlung ist inzwischen bewiesen, die homöopathische Therapie ist die erfolgreichste.«[20] Er gibt unter anderen folgende Mittel an: *Strontium carbonicum, Calcium fluoratum, Cimicifuga* und *Aristolochia.*

Farbtherapie:
Ganzkörperbestrahlung mit *Blau.*

Bach-Blüten:

Aus der Gruppe 6, »Mutlosigkeit und Verzweiflung«: *Star of Bethlehem;* aus der Gruppe 4, »Einsamkeit«: *Heather.*

PMS, prämenstruelles Syndrom

Symptombild:

(Plötzliche bzw. heftige) Stimmungsveränderungen, kurz vor Eintreten der Periode; Gereiztheit und/oder depressive Gefühle; Weinerlichkeit; Drang, noch irgendwelche Dinge zu erledigen bzw. abzuschließen; Ziehen im Rücken, (ziehende, wehenartige) Bauchschmerzen; Spannungsgefühle und Berührungsempfindlichkeit in der Brust; (Stirn)kopfschmerzen; Flüssigkeitsansammlung im Organismus (die aber natürlich ist und *nicht,* wie manche amerikanische Schulmediziner vorschlagen, mit Entwässerungsmitteln behandelt werden sollte).

> Bei intensiven PMS-Beschwerden werden die natürlichen weiblichen organischen und emotionalen Vorgänge und spirituellen Chancen zu wenig beachtet.

Viele Frauen beobachten, dass PMS-Symptome im Lauf der Jahre verstärkt auftreten, vor allem nach Fehlgeburten und Abtreibungen. PMS wurde, bevor es als eigenständiges zusammenhängendes Symptombild erkannt und beschrieben wurde, häufig als »weibliche Hysterie« oder »Zickigkeit« abgetan.

Ursachen und Bedeutung:

Zu den körperlichen Ursachen gehören Lymphstau bzw. mangelnder Lymphfluss, Vitamin-E-Mangel, psychisch bedingte Störungen im Hormonhaushalt, Wasseransammlungen, Sauerstoffmangel aufgrund von zu wenig Bewegung, falsche Ernährung, Drogen»genuss« (Alkohol, Tabak, Medikamente, Psychodrogen).

Emotionale Ursachen sind unter anderem mangelnde Lebensfreude, Ablehnung der eigenen Weiblichkeit sowie eine allgemeine Lebensweise und Lebenseinstellung, die den Rhythmen der Weiblichkeit keine Rechnung (mehr) trägt. Auch gesellschaftliche Vorurteile und die Werbung sind oft Einflüsse, die Frauen vorzuspiegeln versuchen, dass es keine besonderen Tage gäbe, sondern mit diesen und jenen Mitteln zu überspielen seien. Das führt naturgemäß dazu, dass zwischen einem normalen inneren Empfinden der Frau und den Botschaften der Umwelt eine Spannung entsteht, die PMS hervorbringt oder verstärkt.

PMS wird sowohl von Frauen mit innigem Kinderwunsch wie von solchen, die (zurzeit) kein Kind möchten, oft als Schwangerschaftsanzeichen fehlgedeutet bzw. auch dadurch erst ausgelöst!

Behandlung:

Nehmen Sie Nachtkerzenöl, Vitamin B_6 und Vitamin E; und gönnen Sie sich mehr Ruhe! Homöopathisch gelten *Tuberculinum, Cimicifuga, Lachesis* und *Calcium carbonicum* als Hauptmittel.

Dass Therapie mit Licht inzwischen auch von Schulmedizinern ernst genommen wird, belegen weltweit viele Untersuchungen von namhaften Wissenschaftlern.[21] Sie erbrachten den »elektrophysikalischen« Nachweis der Wirkung von Licht auf die Zirbeldrüse (Epiphyse). PMS, depressive Verstimmungen, Gewichtszunahme und Spannungsgefühl in den Brüsten ist eine Abweichung im hormonell gesteuerten Bio-Zeitrhythmus der Frauen. Die Zirbeldrüse der Betroffenen schüttet während des Schlafs geringere Mengen des Hormons Melatonin aus als bei Frauen, die nicht unter PMS leiden. Erste Versuche mit einer gezielten Lichttherapie zeigten einen möglichen Weg zur Linderung der PMS-Beschwerden. Wie hier, so vollzieht die so genannte experimentell-wissenschaftliche Medizinforschung auch auf zahlreichen anderen Gebieten langsam das nach, was die Naturheilkunde seit Jahrhunderten oder Jahrtausenden schon intuitiv-weise anwendet. Der Schluss aus diesem konkreten Beispiel: Frauen, die unter PMS leiden, sollten sich, begleitend zu den hier genannten Behandlungsansätzen, bei Tageslicht möglichst viel an der frischen Luft bewegen.

Schauen Sie sich ebenso die Hinweise unter Stichwörtern wie »Krämpfe«, »Blutungen« und »Brustbeschwerden« an. Auch hier ist darauf zu achten, ob nicht die krank machenden Strahlen des tragbaren Telefons der Auslöser sind.

PMS ist so individuell, dass auf jeden Fall ein(e) kompetente(r) BehandlerIn aufgesucht werden sollte.

Farbtherapie:

Gelb an den unteren Teil des Brustbeins strahlen (um das Ur-vertrauen zu stärken); _Grün_ auf die Brustraummitte (um die Eigenverantwortung zu unterstützen und mehr Selbstwert zu entwickeln).

Bach-Blüten:

Aus der Gruppe 1, »Angst«: _Aspen;_ aus der Gruppe 7, »Über-triebene Sorge um das Wohl anderer«: _Chicory._

Rückenschmerzen

Symptombild:

Rückenschmerzen, Kreuzschmerzen, Lumbago, Ischias und Schmerzen zwischen den Schultern sind zwar keineswegs spezielle »Frauenbeschwerden«, aber es gibt einige Formen, die mit der Menstruation und den Wechseljahren zusammen-hängen.

Ursachen:

Direkte körperliche Ursachen sind oft venöse Stauungen, Hämorrhoiden, verlangsamter Stoffwechsel, zu geringe Flüssigkeitsaufnahme, Erkältungsfolgen.

Zu den wichtigsten psychischen Ursachen gehören Überlastung, übergroße Sorgen und ernste Partnerschaftsprobleme (sowohl beim Mangel an Flüssigkeit wie bei Partnerschaftsproblemen gehen die Rückenschmerzen über die Nieren).

Behandlung:

Vor der Behandlung von Rückenschmerzen muss von einem/einer fachkundigen HeilerIn geprüft werden, ob eventuell ein Wirbel ausgerenkt ist oder ein Bandscheibenschaden vorliegt.

In der Homöopathie werden bei Rückenschmerzen in Verbindung mit der Menstruation gern folgende Mittel verwendet:

- *Aesculus* bei Rückenschmerzen, die durch venöse Stauungen, Hämorrhoiden und langsamen Stoffwechsel verursacht sind und die sich nach der Menstruation verschlimmern;
- *Rhus toxicodendron* bei Ischias- und Rückenschmerzen mit Steifheit im Kreuz (meist entstanden durch Nasswerden nach Schwitzen); wenn die Menstruation zu früh kommt, reichlich ist und lang andauert;
- *Pulsatilla* bei Rückenschmerzen, vor allem zwischen den Schultern und im Kreuzbein nach dem Sitzen, und zugleich großer Müdigkeit; bei verzögerten oder unterdrückten Menses (auch wenn die erste größere Krankheit in der Pubertät nicht richtig auskuriert wurde);
- *Kalium carbonicum* bei Rückenschmerzen, die sich speziell bis in die Gesäßmuskeln hinunterziehen, und gleichzeitig schneidenden Bauchschmerzen; oft treten die Schmerzen

nach einer Geburt oder Fehlgeburt auf und bei großer Empfindlichkeit auf atmosphärische Einflüsse und Strahlenstörungen;

- *Cimicifuga* bei rheumatischen Rückenschmerzen und solchen, die quer durch das Becken von Hüfte zu Hüfte gehen, wenn man Schmerzen im Sitzen spürt; bei unregelmäßiger bzw. zu früher und zu lange dauernder Menstruation; »Hexenschuss«; vor allem auch bei starker nervlicher Belastung und unregelmäßiger Menstruation;

- *Nux vomica* bei Rückenschmerzen und gleichzeitig brennendem Gefühl in der Wirbelsäule, wenn man sich zum Umdrehen im Liegen erst aufrichten muss; bei andauernder Menstruation.

Zusätzlich helfen oft *Magnesium phosphoricum D6* von den Schüßlersalzen sowie eine Moxa-Behandlung mit Beifußkraut, das über dem »Lebenspunkt« (Hara), etwa 2 bis 3 Zentimeter unterhalb des Bauchnabels, glimmt (nur von einem/einer erfahrenen HeilerIn durchführen lassen).

Farbtherapie:
Mit *Blau* ohne direkten Hautkontakt schmerzende Stellen bestrahlen (lindert); rund um den Bauchnabel ergänzend mit *Grün;* und an die Nieren *Gelb.*

Bach-Blüten:
Rescue Remedy, die Notfallmedizin; aus der Gruppe 5, »Überempfindlichkeit«: *Walnut;* aus der Gruppe 7, »Übertriebene Sorge um das Wohl anderer«: *Rock Water;* aus der Gruppe 3, »Mangelndes Interesse«: *Olive.*

Schlafstörungen

Symptombild:

Unruhiger Schlaf – man kann nicht einschlafen; wacht zwischendurch immer wieder auf; wacht zu früh auf; wacht unausgeschlafen aus; wacht zu spät und dennoch unausgeschlafen auf; leidet unter wirren Träumen oder Albträumen; unter Schweißausbrüchen (siehe dieses Stichwort); man ist tagsüber müde und kann trotzdem nachts nicht schlafen.

Ursachen und Bedeutung:

Nervliche Überreizung und körperliche Überanstrengung durch Arbeit, Sorgen, Partnerschaftsprobleme usw. führen oft zu Schlafstörungen. Übermüdung (die meist gar nicht rechtzeitig erkannt wird) und ein falscher Lebensrhythmus sind gleichfalls wichtige Ursachen. Die beste und wichtigste Schlafzeit für den menschlichen Organismus ist *vor* Mitternacht. Also sollten wir in der Regel – wenn irgend möglich, ungeachtet der Fernsehdiktatur – spätestens um

Der erholsamste Schlaf ist der Schlaf vor Mitternacht.

neun, allerspätestens um zehn Uhr abends ins Bett gehen und morgens zwischen sechs und sieben Uhr aufstehen. Naturfreunde wissen das natürlich längst.

Unverträglichkeit von Alkohol, Medikamenten, Tabak und Drogen wirkt sich häufig in Schlafstörungen aus; genauso zu üppige Mahlzeiten oder Hungergefühle.

Zukunfts- oder Existenzängste, Auseinandersetzungen in der Familie oder am Arbeitsplatz, Mangel an Selbstwert oder Selbstvorwürfe, Kummer darüber, (vielleicht) nicht (mehr) als Frau anerkannt zu werden – dies alles sind einige wesentliche psychische Ursachen für Schlafstörungen.

Oft genug sind leider wiederum geopathische Störzonen und elektromagnetische Strahlungen die Ursache dafür.

Spirituell deuten Schlafstörungen auf einen Mangel an Ur-vertrauen in den eigenen Lebensweg hin und darauf, dass wir uns (noch) nicht einfach fallen lassen können, dass wir noch zu sehr daran festhalten, dass wir vom Ich her alles richten wollen.

Behandlung:
Sorgen Sie auf jeden Fall für genügend körperliche Bewegung, damit der Körper die nötige »Bettschwere« hat. Nachts sollten Sie sich reichlich Frischluft gönnen, also die Fenster aufmachen. Ein entspannendes Bad, vielleicht mit Lavendel im Badewasser, hilft.

Baldrian- und Hopfenblütentee am Abend vor dem Schlafengehen sind alte und bewährte Hausmittel. Ein Glas Bier, zum Beispiel alkoholfreies Bier, hilft bei leichten Schlafstörungen. Wer Sorge hat, dass man nachts aufstehen muss, um Wasser zu lassen, und dies erneut eine Schlafstörung darstellen würde, sollte *Kalium phosphoricum D6* von den Schüßlermitteln, 21 Tabletten in heißem Tee oder heißem Wasser, nehmen. (Wenn man nachts aufstehen muss, um Wasser zu lassen, liegt Kaliummangel vor.)

Stellen Sie Fernseher, Computer und möglichst alle anderen elektronischen und elektrischen Geräte nicht nur ab, sondern ziehen Sie auch die Stecker heraus! Drehen Sie Fernseh- und Computerbildschirme von sich weg – diese Schirme strahlen nachweislich noch lange weiter, obwohl die Geräte abgeschaltet worden sind.

Die Homöopathie kennt folgende Hauptmittel (unter etwa 200) bei Schlafstörungen:

- *Nux vomica,* wenn es um Überanstrengung, Überforderung und Belastung durch Stimulanzien geht und man nachts, oft ab drei Uhr, wach wird;

- *Coffea,* wenn man wegen zu vieler Gedanken innerlich umgetrieben ist und nicht einschlafen kann;
- *Cimicifuga,* wenn man durch schlechte Träume schlecht schläft;
- *Zincum valerianum,* wenn die Nerven überreizt und geschwächt sind, und oft, wenn man aufgrund von Eierstockentzündungen nicht schlafen kann; ebenso, wenn man wegen Trauer oder Melancholie schlaflos ist.

Farbtherapie:
Bestrahlen Sie mit *Blau* das Augenbrauen-Chakra und mit *Grün* den Scheitelpunkt des Kopfes, die Gegend rund um den Bauchnabel und die Brustkorbmitte.

Bach-Blüten:
Aus der Gruppe 1, »Angst«: *Red Chestnut;* aus der Gruppe 7, »Übertriebene Sorge um das Wohl anderer«: *Rock Water.*

Schwindel

Symptombild:
Es dreht sich einem alles; man fühlt sich matt oder wie auf einer Wattewolke; es wird einem schwindlig beim Gedanken an Essen; es ist einem speiübel. Schwindelgefühle bzw. Schwindelanfälle tauchen vermehrt kurz vor und während der Periode auf, während Schwangerschaften und bei Frauen in der Menopause auch statt der Menses.

Ursachen und Bedeutung:
Ein nahe liegender Grund für Schwindelgefühle, der aber bisweilen übersehen wird, ist, dass wir einen leeren Magen haben und hungrig sind. Wenn man zu schnell aufsteht, kann einem auch schwindlig werden, weil das Blut aus dem Kopf in die

Beine »sackt«. Durch Kopfverletzungen oder (auch unerkann-
te) Gehirnerschütterungen kommt es ebenso zu Schwindelgefühlen.

Als typische »Frauenbeschwerden« sind Hormonumstellungen
während des Menstruationszyklus, während einer Schwangerschaft und während der Wechseljahre gleichfalls Ursachen
für Schwindelgefühle.

Elektromagnetische Störungen, Computer und Abstrahlun-
gen tragbarer Telefone können zu Schwindel führen; übrigens auch eine zu asketische Lebenswei-
se, übertriebene Meditation und unkon-
trollierte magische Spielereien. Extreme
Düfte (Räucherkerzen, Parfüms, Blumen)
und zu wenig frische Luft und Bewegung

> Schwindelgefühle
> lassen aus esoterischer
> Sicht eine mangelnde
> Erdung vermuten.

sind weitere Ursachen. Orts- und Luftdruckveränderungen
können zu Schwindel führen. Tiefdruckwetterlagen und
Föhn, große Höhenunterschiede zwischen Meeresniveau und
Hochgebirge lösen manchmal solche Schwindelgefühle aus.
Esoterisch betrachtet, stehen Schwindelgefühle für eine Abneigung gegen die oder einen Rückzug aus der Realität. Man
befindet sich nicht in der Mitte, also in Harmonie von Geist
und Gefühlen mit dem Körper und der Erde – man ist nicht ge-
erdet.

Behandlung:

Viel körperliche Bewegung an der frischen Luft tut gut: Gehen
Sie zum Schwimmen, radeln Sie, spielen Sie Tennis oder Golf,
gehen Sie eine Stunde spazieren; Wechselfußbäder heiß-kalt
helfen auch.

Nehmen Sie Vitamin B und E; *Calcium phosphoricum D6* von
den Schüßlersalzen, wenn Sie immer Schwindel bei leerem
Magen spüren.

An Homöopathika kommen infrage:

- *Cocculus,* wenn man Schwindel beim Gedanken an Essen empfindet;
- *Nux vomica* bei Schwindel durch Überarbeitung oder durch zu viele Stimulanzien wie Kaffee und Tabak;
- *Belladonna* bei Schwindel als Reaktion auf Übererregung oder auf radioaktive Belastungen mit heiß-roten Wangen;
- *Sanguinaria* bei Schwindel zugleich mit fliegender Hitze und Röte im Gesicht;
- *Lachesis* bei Schwindel mit Blässe und starkem Redebedürfnis;
- *Glonoinum* bei Schwindel und errötendem Gesicht;
- *Ambra* bei Schwindel mit dem Gefühl von Schwäche im Kopf und Magen.

Farbtherapie:
Bestrahlen Sie das Steißbein mit *Rot,* und richten Sie *Grün* auf den Scheitelpunkt des Kopfes (um sich zu erden).

Bach-Blüten:
Rescue Remedy, das Erste-Hilfe-Mittel; aus der Gruppe 2, »Unsicherheit«: *Cerato.*

Schweißausbrüche

Symptombild:
Kalter oder heißer Schweiß tritt am ganzen Körper auf oder zum Beispiel nur an der Brust, am ganzen Kopf oder nur am Gesicht, zwischen den Oberschenkeln, am Rücken usw. Die meisten Schweißausbrüche in den Wechseljahren erfolgen nachts.

Ursachen und Bedeutung:

Hormonumstellungen, auch die Einnahme künstlicher Hormone – vor allem, wenn wir nicht genügend klare Flüssigkeit trinken –, Schwächezustände, eine falsche Ernährung (zum Beispiel der Verzehr von Schweinefleisch), eine Schilddrüsenüberfunktion und dadurch bedingte Erregungszustände sowie psychische Belastungen bilden die häufigsten Ursachen für Schweißausbrüche.

> Mit dem übermäßigen Schweiß befreit sich der Körper von etwas, das er anders nicht loswird.

Der Körper sucht sich diesen Weg, um etwas loszuwerden, was auf andere Weise nicht möglich ist. Deshalb finden Schweißausbrüche auch so häufig nachts statt, weil wir dann eher loslassen und unser Organismus einen ihm entsprechenden Weg der Reinigung und Lösung von belastenden Faktoren finden kann.

Zu diesen Belastungen gehören neben physiologisch wirksamen Einflüssen (Schweinefleisch, Medikamente, Drogen, Tabak, Alkohol) vor allem auch psychologisch wirksame wie Kummer, Sorgen, Angst, Enttäuschung und der Gedanke, vermeintlich oder tatsächlich nicht (mehr) akzeptiert zu werden, usw.

Esoterisch betrachtet, handelt es sich bei allen Transpirationsvorgängen um einen Reinigungs- bzw. Ausscheidungsprozess, also um eine Klärung, auch im übergeordneten Sinne.

Behandlung:

Trinken Sie viel klares, gutes Wasser und Kräutertees, hauptsächlich Salbeitee. Salbei reguliert das Schwitzen – natürliches Schwitzen ist gut! Duschen Sie so häufig, wie Sie sich dabei wohl fühlen. Kochsalz (reines Natriumchlorid) ist weitgehend zu vermeiden, sowie tierisches Eiweiß, einschließlich Wurst, Aufschnitt und sonstiges (Schweine-)Fleisch. (Weitere

Empfehlungen finden Sie auch unter dem Stichwort »Hitze-wallungen«.)

Aus der Schatztruhe der homöopathischen Mittel kann ich gegen heiße Schweißausbrüche die folgenden empfehlen:

- *Acidum sulfuricum* bei allgemeiner Erschöpfung und Schwäche;
- *Lachesis* bei Hitzegefühlen und Herzschwäche;
- *Sulfur* bei brennendem Hitzegefühl und Wallungen;
- *Naja,* wenn der Schweißausbruch von unten nach oben zieht, verbunden mit einer Überfunktion der Schilddrüse;
- *Jaborandi,* wenn die Schweißausbrüche sehr heftig und mit nervösem Zittern verbunden sind.

Bei kalten Schweißausbrüchen:

- *Veratrum album,* besonders bei kaltem Stirnschweiß und ohnmachtsähnlichen Zuständen;
- *Sepia* bei kaltem Schweiß in Verbindung mit Schilddrüsen-überfunktion;
- *Sanguinaria* bei kaltem Schweiß und Hitzewallungen, Herz-klopfen und extremer Ungeduld.

Farbtherapie:

Bei Schweißausbrüchen hilft die Farbe *Blau:* blaue Laken, blaue Kleidung, blaue Ganzkörperbestrahlung. Bei Angst-schweiß sollten Sie allerdings *Gelb* auf das Ende des Brust-beins strahlen; bei kaltem Schweiß *Rot* auf das Ende des Steiß-beins.

Bach-Blüten:

Aus der Gruppe 1, »Angst«: *Rock Rose;* aus der Gruppe 2, »Un-sicherheit«: *Hornbeam.*

Symptombild:
Selbstwert ist eines der Hauptthemen dieses Handbuchs. Im ersten Teil wird das Thema von verschiedenen Aspekten her betrachtet, dabei werden auch die Symptombilder besprochen.

Ursachen und Bedeutung:
Ursachen und Bedeutung werden ebenfalls im ersten Teil wie auch bei den verschiedenen Krankheitsbildern beschrieben. Deshalb gehe ich an dieser Stelle nur auf die naturheilkundliche bzw. homöopathische »Begleitung« von Therapiemaßnahmen ein. Die wirkliche »Behandlung« eines Mangels an Selbstwert findet bekanntlich auf den emotionalen und spirituellen Erfahrungs- und Verwirklichungsebenen statt, die im ersten Teil beschrieben wurden.

Behandlung:
Eine unterstützende homöopathische Behandlung bei mangelndem Selbstwertgefühl ist zum Beispiel mit den folgenden Mitteln möglich:

- bei Angst vor dem Alleinsein: *Arsenicum album;*
- bei körperlicher Schwäche: *Carbo vegetabilis;*
- bei großem Kummer und Enttäuschungen: *Ignatia, Natrium muriaticum;*
- bei Angst vor Menschenmengen und Gefühl von Gleichgültigkeit gegenüber der näheren Umwelt: *Sepia;*
- bei tiefer Hoffnungslosigkeit und Verzweiflung, um sich besser zu erden: *Calcium carbonicum;*
- bei mangelnder Lebensfreude und Lebendigkeit bzw. bei Niedergeschlagenheit bis hin zu Selbstmordneigung: *Aurum;*

- bei schwacher Vitalität und Melancholie: *Helleborus;*
- bei allgemeinem Reaktionsmangel, Schwäche, Empfindlichkeit gegen Kälte und tiefer, anhaltender Verzweiflung bis hin zu Selbstmordgedanken: *Psorinum.*

Farbtherapie:
Zusätzlich zur Chakra-Farbmeditation (siehe Seite 41ff. strahlen Sie zur weiteren Stärkung des Selbstbewusstseins *Rot* auf das Steißbein, *Orange* auf die Mitte der oberen Schamhaargrenze sowie *Magenta* auf die Mitte des Hinterhaupts.

Bach-Blüten:
Aus der Gruppe 2, »Unsicherheit«: *Wild Oat, Gentian;* aus der Gruppe 6, »Mutlosigkeit und Verzweiflung«: *Sweet Chestnut, Star of Bethlehem.*

Sexualität

Siehe unter dem Stichwort »Libidoschwankungen«.

Späte Schwangerschaft

Symptombild:
Obwohl man bei einer so genannten späten Schwangerschaft nicht von Symptomen im herkömmlichen Sinne sprechen kann, sind einige Besonderheiten zu beachten, die unter dem Stichwort »Behandlung« (siehe unten) angesprochen werden. Schwangerschaften sind in vielen Fällen nicht nur bis Ende dreißig möglich, natürlich und beglückend, sondern auch in unseren vierziger und fünfziger Jahren! Das ist eine biologische Tatsache, die uns Frauen – vor allem in südlichen Ländern – beinahe täglich vorleben.

Ursachen und Bedeutung:

Jener Wunsch nach Erfüllung der Weiblichkeit, jene Sehnsucht nach Zärtlichkeit, die sich für uns Frauen im Austausch mit Kindern verwirklicht, ist der Grund für den Wunsch nach Schwangerschaft auch im »fortgeschritteneren« Lebensalter. Jetzt, in den Vierzigern, spüren wir mit einem Mal deutlich, dass der (Über-)Lebenskampf, die Suche nach Liebe in der Partnerschaft, nach Anerkennung in der Gesellschaft, die Selbstbehauptung in der Welt nicht mehr vorrangig sind. Stattdessen geht es uns jetzt um eine schöpferische Verwirklichung, die wir ganz besonders, vielleicht sogar nur, im tiefsten schöpferischen Akt, den

> Im reiferen Alter können wir eine Schwangerschaft, diesen zutiefst schöpferischen Akt, meist bewusster erleben und gestalten.

es auf dieser Erde überhaupt gibt – Empfängnis, Schwangerschaft, Geburt und Aufziehen eines Kindes –, erleben und gestalten können.

Die Zärtlichkeit, die wir in uns tragen, die wir geben wollen und auch empfangen müssen, findet in einer so genannten späten Schwangerschaft ihren höchsten Ausdruck. Wir vermögen mit einer neuen seelischen Reife, mit innigerem Verständnis für menschliche und zwischenmenschliche Beziehungen, mit einer mehr spirituellen Lebenseinstellung und mit mehr Gelassenheit einem »neuen« Wesen, einer Seele, unsere Liebe, Aufmerksamkeit und Fürsorge zu widmen.

Männer, gerade im fortgeschritteneren Alter, haben leider oft Mühe, das auch in ihnen angelegte Potenzial an Zärtlichkeit für die Schöpfung und ihre Geschöpfe zu manifestieren. Seit Jahrtausenden werden Männer darauf getrimmt, keine »weiblichen« Gefühle zu entwickeln. Deshalb haben wir Frauen es in dieser Lebenszeit umso schwerer, Unterstützung von Partnern, Freunden und Medizinern für eine Schwangerschaft zu finden. Das sollte uns nicht beirren! Unsere innere

Kraft und unsere innere Stimme werden uns in der rechten Weise führen. Auch die männlichen Partner werden in der Öffnung für die Zärtlichkeit einer späten Schwangerschaft andere Bewusstseinsdimensionen erfahren und neue Lebenserfüllung finden.

Behandlung:
Ich möchte Ihnen nun einige Hinweise aus der Praxis geben, wie man den Verlauf einer späten Schwangerschaft begünstigen kann. Die Reihenfolge der Hinweise entspricht der Bedeutung, wie ich sie einschätze:

• Sorgen Sie für eine ausreichende Aufnahme des Vitamin-B-Komplexes und des Vitamins E, zusätzlich zur ausgewogenen gesunden Ernährung. Schlafen Sie genügend und gönnen Sie sich auch zwischendurch genügend Pausen und Erholungszeiten. Vermeiden Sie Stress – ich weiß, dass dies leichter gesagt als getan ist, und dennoch: Nehmen Sie sich fest vor, Stress von vornherein nicht aufkommen zu lassen.

• Vermeiden Sie alle vermeidbaren Strahlenbelastungen: Radioaktivität (Röntgenaufnahmen, Flugfernreisen, Hochgebirgsaufenthalte, Wohnorte nahe bei Kernkraftwerken, die Nähe von [Farb]fernsehschirmen [die Röntgenstrahlen aussenden], Pilze und Nüsse mit »Tschernobylresten« oder den unseligen Überbleibseln eines anderen »Fall-outs«, bestrahlte Nahrungsmittel [die Bestrahlung soll die Nahrungsmittel haltbarer machen]); elektromagnetische Strahlenbelastungen (durch Starkstromleitungen [zum Beispiel bei Herden], schlecht abgeschirmte bzw. brüchige, alte Stromkabel in den Wänden, Computerbildschirme, elektronische Geräte, tragbare Telefone); geopathische Störfelder und Reizzonen im Bereich Ihres Schlaf- und Arbeitsplatzes (wenn Sie dies nicht selbst mit Pendel oder Wünschelrute feststellen können bzw. wollen, sollten Sie die Kosten für einen seriösen Rutengänger nicht scheuen).

- Vermeiden Sie Kaffee, schwarzen Tee, Alkohol, Medikamente, Tabakerzeugnisse und Psychodrogen. (Kinder von Raucherinnen kommen häufig unterernährt zur Welt und sind kleiner als andere.)
- Gönnen Sie sich täglich leichte körperliche Bewegung oder einfache Übungen, am besten an der frischen Luft. Wenn Sie in einer Gegend leben, in der wenig Sonne scheint, sollten Sie – je nach finanzieller und familiärer Situation – in südlichere Gefilde in die Erholung fahren (aber keine Fernreisen unternehmen) oder alle zwei Wochen 20 Minuten Ganzkörper-Höhensonne buchen.
- Sichern Sie in den ersten 3 Monaten der Schwangerschaft Ihren Kalziumhaushalt durch Einnahme des Schüßler-Zellsalzes *Calcium phosphoricum D6* (ein- bis zweimal täglich 3 Tabletten lutschen).

Allgemein und besonders bei Neigung zu Fehlgeburten rate ich zu einer eingehenden und kompetenten homöopathischen Beratung. Es gibt eine Reihe sehr wirkungsvoller homöopathischer Hilfen, die allerdings so von der individuellen Situation abhängen, dass ich hier keine »Rezepte« geben möchte.

Übrigens, die Frauen wissen es, die Männer glauben es meist nicht: Aufgrund der so genannten Bio-Verbindung (siehe auch das Stichwort »Verlust des Partners«) ist die Lebensweise des Mannes mitentscheidend für die Gesundheit von werdender Mutter und Kind. Wenn der Mann Genussmittel- oder Medikamenten- bzw. Drogenmissbrauch betreibt, schlägt das energetisch auf Frau und Kind zurück. Durch Dr. Dietrich Luedtke aus Santa Fe (siehe auch Seite 196) erfuhr ich erst kürzlich wieder von einem Fall, bei dem es keinerlei Erklärung für die Gesundheitsbeschwerden einer schwangeren Frau gab, bis sich herausstellte, dass der Ehemann viele Stunden täglich vor einem nicht abgeschirmten Computer arbeitete.

Farbtherapie:
Gelb auf das Ende des Brustbeins strahlen; *Grün* rund um den Bauchnabel.

Bach-Blüten:
Wenn Sie dazu neigen, sich viele Sorgen zu machen, hilft aus der Gruppe 7, »Übertriebene Sorge um das Wohl anderer«: *Rock Water;* aus der Gruppe 4, »Einsamkeit«: *Heather.*

Trockenheit der Vagina

Symptombild:
Trockenheit der Vagina beim Liebesakt, oft damit verbundene Schmerzen.

Ursachen und Bedeutung:
Die wichtigste physiologische Ursache ist ein Ungleichgewicht im Salzhaushalt des Körpers. Man nimmt entweder zu wenig, meistens aber zu viel Salz zu sich. Auch Fieber kann vorübergehend zur Trockenheit von Schleimhäuten und damit auch der Vagina führen.

Oft ist bei einer trockenen Vagina auch die Beziehung »eingetrocknet«.

Sehr viel häufiger sind allerdings psychische Ursachen. Zu den einfacheren darunter gehören der Mangel an Einfühlung des Mannes in die Bedürfnisse der Frau beim Liebesakt und die Zurückhaltung der Frau, sich auf die sexuell-erotischen Aspekte des Liebesaktes wirklich einlassen zu können. Mangelnde Liebesfähigkeit aus Angst vor (wiederholten?) Enttäuschungen in der Liebe kann zum

Symptom der länger anhaltenden Trockenheit führen. Ärger mit dem Partner, verletzter Stolz oder Eifersucht kann kurzfristig dazu führen. Oder die ganze Beziehung ist sozusagen eingetrocknet. Das kann vielerlei Gründe haben, die man individuell herausfinden muss.

Spirituell gesehen, können sowohl »Verklemmtheit« und Schuldgefühle in Bezug auf Sexualität eine Rolle spielen wie auch Abneigung gegen den derzeitigen Partner, ohne das offen auch ansprechen und eventuell auch angemessen handeln zu können.

Behandlung:

Für die physiologische Harmonisierung des Salzhaushalts nimmt man *Natrium muriaticum* von den Schüßlersalzen (dreimal 3 Tabletten täglich, bis zur Besserung); bei Fieber *Belladonna* in homöopathischer Form.

Wenn die Probleme einfacher »psychologisch-technischer« Natur sind, sollten die beiden Partner mehr Zeit mit liebevollen Umarmungen, gegenseitigen Massagen (zum Beispiel mit Rosenöl) und dem so genannten Vorspiel verbringen. Zu diesem Thema gibt es reichlich geeignete Literatur. Wenn es um tiefer liegende Ursachen geht, die letztlich den Kern der Ehe bzw. Partnerschaftsbeziehung betreffen – wenn es also um »eingetrocknete« Gefühle geht –, empfehle ich das Gespräch mit einem guten Therapeuten.

Grundsätzlich wirken oft *Natrium muriaticum* und *Lycopodium* in homöopathischer Form.

Farbtherapie:

Aus der Farbtherapie kann ich in diesem Fall keine spezielle Empfehlung geben.

Bach-Blüten:
Rescue Remedy, das Erste-Hilfe-Mittel; aus der Gruppe 5, »Überempfindlichkeit«: *Holly.*

Unsicherheit

Siehe unter dem Stichwort »Selbstwertmangel«.

Verdauungsstörungen

Symptombild:
Unter dem Stichwort »Verdauungsstörungen« fassen wir hier die Symptome Verstopfung, Durchfall und Blähungen zusammen.

Ursachen und Bedeutung:
Verstopfung hat folgende Ursachen: falsche Ernährung, zu geringe Aufnahme klarer Flüssigkeit, eventuell Amöben und andere Parasiten sowie Bakterien (zum Beispiel nach Fernreisen), organische Magen- und Darmkrankheiten einschließlich Schleimhautreizungen und -entzündungen, Wucherungen im Darm, Gallestau.

Viele Frauen erleben kurz vor der Periode eine leichte Verstopfung. Ich habe unter dem Stichwort »Gewichtsveränderungen« schon darauf hingewiesen, dass dies durch die natürliche Funktion des Vagusnervs bedingt ist, der sich vor der Periode zusammenzieht. Als psychische Ursachen bei Verstopfung sind zu nennen: Schreck, Schock, Verlust eines Partners, allgemein ein »Nicht-loslassen-Können«.

Nicht-loslassen-Können im übertragenen Sinne ist eine Ursache für Verstopfung.

Als psychische Ursachen von Durchfall kommen häufig vor: eine Ablehnung des Selbstwerts, ein Desinteresse am Leben;

190

aber auch Sorgen um andere Menschen oder (Prüfungs)angst können zu Durchfall führen.

Bei Blähungen nimmt man das Leben zu schwer und leidet unter Belastungen; symbolisch gesehen, gärt etwas, bzw. es »stinkt« einem etwas; das heißt, die Schlackenstoffe sind zu viel für den Körper.

Die Vernachlässigung des eigenen Lebenswandels, abrupte Veränderungen der Lebensweise oder Schuldkomplexe sowie »unverdaute Gefühle« können ganz allgemein ebenfalls Verdauungsstörungen auslösen.

Behandlung:

Bei Verstopfung sind Galle- und Lebertees sinnvoll – Mischungen gibt es in Bioläden, Reformhäusern und Apotheken sowie Kräuterhäusern. Vermeiden Sie bitte aber solche Tees, in denen »Sennes« enthalten ist, weil die Sennesblätter zu Schleimhautentzündungen im Darm beitragen. Galle- und Lebertees unterstützen und regulieren die Funktion dieser für die Verdauung entscheidenden Organe.

Sollten zur Verstopfung noch Nackenschmerzen hinzukommen, dann liegt ein Gallestau vor. Wenn Sie unter Durchfall leiden, kann leichter Kamillentee mit einer Prise Salz die Beschwerden lindern; »Heilerde« (in Reformhaus und Apotheke erhältlich) bindet Giftstoffe im Darm und hilft, sie auszuscheiden. Natürlich müssen Sie bei ernsterem Durchfall in medizinische Behandlung.

Fenchel- und Kümmeltee helfen bei Blähungen.

Gesunde Vollwerternährung und genügend Aufnahme klarer Flüssigkeit (Wasser und leichte Kräutertees) sowie ausreichend Bewegung an der frischen Luft und Sonne sind die besten Garanten, dass Sie nicht mehr unter Verdauungsbeschwerden leiden.

Homöopathisch hilft:

- *Nux vomica,* um den Organismus zu entgiften.
- *Carduus marianus* nimmt man bei Leberschwäche und hartnäckiger Verstopfung.
- Niedrige Potenzen des *Karlsbader Quellwassers* sind ebenfalls bei Verstopfung angezeigt.
- Bei Durchfall aufgrund von Lebensmittelvergiftung (auch Speiseeis) empfiehlt sich *Arsenicum album.*
- Bei Blähungen allgemein nimmt man gern *Anacardium.*
- Bei Blähungen im Klimakterium oder als Folge der Unterdrückung der Menses helfen oft *China, Carbo vegetabilis, Argentum nitricum* und *Lycopodium.*

Farbtherapie:

Bei Verstopfung strahlen Sie – am besten mit einer Farbakupunkturlampe – erst mit *Rot* 1 Minute, dann mit *Grün* 1 Minute in die Kuhlen links und rechts an den Nasenflügeln; auf die gleiche Weise auch auf den Winkel in der Mitte des kleinen Hügels, der sich zwischen Daumen und Zeigefinger bildet, wenn Sie den Daumen an die Hand anlegen.

Bei Durchfall *Grün* und *Blau* nacheinander rund um den Bauchnabel strahlen sowie *Grün* auf den Winkel in der Mitte des kleinen Hügels zwischen Daumen und Zeigefinger (siehe oben).

Bach-Blüten:

Aus der Gruppe 7, »Übertriebene Sorge um das Wohl anderer«: *Rock Water, Vine;* aus der Gruppe 5, »Überempfindlichkeit«: *Walnut, Agrimony.*

Vergewaltigung

Symptome:

Sowohl der tiefe Schock als auch die eventuellen Verletzungen müssen untersucht und behandelt werden. Während die physische Untersuchung und Behandlung durch den Gynäkologen erfolgen muss, können Homöopathen und Heilpraktiker die psychischen Wunden heilen helfen.

Ursachen und Bedeutung:

Vergewaltigung und sexueller Missbrauch werden leider immer noch viel zu häufig verharmlost – vor allem, wenn sie unter Familienmitgliedern geschehen. Im Kapitel »Missbrauch, Misshandlung und die Folgen« habe ich versucht, die wichtigsten Seiten dieses Problems aufzuzeigen.

Behandlung:

Ich möchte für Vergewaltigungsopfer, die sich auf jeden Fall in physischer und psychologischer Hinsicht untersuchen bzw. beraten lassen sollten, hier noch einige bewährte homöopathische Therapieformen nennen:

- bei Schock durch Schreck; Zittern vor Schreck; schreckgeweiteten Augen mit großer Angst und Unruhe; Verlangen, aufzuspringen, mit Schwindelgefühl, danach mit dem Wunsch, sich hinzulegen, und dann Angst vor dem Aufstehen; auch bei drohender Fehlgeburt durch Schreck *Aconit C200,* 2 Globuli ein- bis dreimal im Lauf eines Tages;
- bei Schock durch Verletzung; zusätzlich eventuell Überempfindlichkeit des ganzen Körpers; Abweisung von Berührungen; Wunsch, allein gelassen zu werden; Verharmlosung der Situation *Arnica C 200;* Dosierung wie oben.

- Wenn durch Schreck und Schock Furcht zurückbleibt oder Schreikrämpfe auftreten bzw. bei ständigen Wiederholungen derselben Sätze; auch wenn zusätzlich extreme Teilnahmslosigkeit auftritt und *Arnica* bzw. *Aconit* den Schockzustand nicht aufgelöst haben, *Opium C200,* einmalig 2 Globuli (das homöopathische Mittel *Opium* ist verschreibungspflichtig).
- Bei gewaltsamen körperlichen Verletzungen wie Dehnungen, Quetschungen, Einrissen usw. *Staphisagria C200;* Dosierung wie *Aconit.*
- Bei anhaltender oder schwerer seelischer Verletzung *Sepia C200;* Dosierung wie *Aconit.*
- Bei tiefem wiederkehrendem Kummer und Traurigkeit als Folge der Vergewaltigung (zum Beispiel auch über den Bruch einer Partnerschaft als »indirekte« Folge von Missbrauch), der wie ein Stachel in einem sitzt und von tiefen Seufzern begleitet wird, *Staphisagria C200;* Dosierung wie *Aconit.*

Farbtherapie:
Gelb auf das Ende des Brustbeins strahlen.

Bach-Blüten:
Rescue Remedy, das Notfallmittel; aus der Gruppe 1, »Angst«: *Mimulus, Rock Rose, Red Chestnut.*

Verlust des Partners

Symptombild:
Wir empfinden den Verlust eines Partners besonders stark dann, wenn der Verlust plötzlich erfolgt, durch Trennung, Scheidung oder Tod. Obwohl die Hintergründe vollkommen unterschiedlich sind, haben wir es letztlich doch mit sehr ähnlichen emotionalen Reaktionen zu tun. Zum »Symptombild«

gehören Trauer, Herz- und Kopfschmerzen, Gliederschmerzen, Schlaflosigkeit, Wut (über das Schicksal oder auf den Partner), Apathie, Depressionen, die Suche nach »Betäubungsmitteln«, Unregelmäßigkeit in der Menstruation, vermeintlicher Beginn der Menopause durch plötzliches Ausbleiben der Menstruation.

Ursachen und Bedeutung:

Bei diesem Stichwort geht es um Ursachen und Bedeutung von *Beschwerden,* die im Zusammenhang mit dem Verlust eines Partners auftreten. Bei Beschwerden nach einem plötzlichen Verlust muss man davon ausgehen, dass der Schock eine wichtige Rolle spielt. Allgemein werden mehr oder minder tiefe, auch intime, emotionale Energien, die durch den Verlust des Partners nicht mehr auf Resonanz treffen bzw. sich nicht mehr in einem dynamischen Fluss befinden, sondern blockiert oder »eingefroren« sind, psychosomatische Wirkungen auslösen.

> Die fehlende Resonanz der emotionalen Energien kann psychosomatische Folgen zeitigen.

Spirituell gesehen, kann es sich bei ungewöhnlich lang anhaltenden Beschwerden im Zusammenhang mit dem Verlust eines Partners um die (noch) nicht vorhandene Einsicht handeln, dass Menschen aus »karmischen«, aus schicksalhaften, Gründen immer eine bestimmte Zeitspanne zusammen verbringen – um bestimmte Lernaufgaben zu erfüllen, um sich gegenseitig zu beschenken, um »alte Konten« auszugleichen, um Neues gemeinsam aufzubauen.

Behandlung:

Eventuell homöopathische Schockmittel: *Aconit* und *Opium* (rezeptpflichtig!). Bei Beschwerden durch Kummer, Trauer und Sorgen: *Ignatia.*

Meditation hilft, um den Sinn des Lebens und neue karmische Aufgaben besser zu erkennen. Ein (zeitweiser) Ortswechsel unterstützt bekanntlich ebenfalls die psychosomatischen Selbstheilungskräfte.

Ein zusätzlicher Gedankenanstoß zum Verlust eines Partners, der nicht durch den Tod, sondern durch Trennung oder Scheidung erfolgt: Dr. Luedtke (siehe auch Seite 187) hat die so genannte Bio-Verbindung (Bio-Connection) zwischen Frau und Mann besonders erforscht, und er bestätigt, was manche andere zuvor schon intuitiv erfasst haben. Nämlich dass eine intime Partnerschaftsbeziehung für eine Frau so lange nicht abgebrochen ist, solange sie keine neuen sexuellen Beziehungen zu einem anderen Mann aufgenommen hat. Dabei spielt es keine Rolle, ob der Mann vielleicht bereits mehrere neue Beziehungen unterhalten hat bzw. unterhält oder nicht. Eine einmal aufgenommene Bio-Verbindung kann nur von der Seite der Frau wirklich beendet werden!

Die Folgerung aus dieser Ansicht lautet: Alle positiven und negativen Gefühlsenergien laufen auch nach einer Trennung so lange weiter, bis die Frau eine neue Bio-Verbindung eingeht.

Farbtherapie:

Mit *Blau* das »Dritte Auge« bestrahlen (um das Vertrauen in die innere Führung zu stärken); *Grün* auf das Herzchakra in der Mitte des Brustkorbs und *Rosa* direkt auf das physische Herz strahlen (um ein sich verhärtendes Herz wieder zu öffnen); *Rot* auf das Steißbein (um die Lebenskraft zu stärken); *Gelb* auf das Ende des Brustbeins (bei Ängsten).

Bach-Blüten:

Aus der Gruppe 5, »Überempfindlichkeit«: *Holly;* aus der Gruppe 4, »Einsamkeit«: *Heather.*

Symptombild:
Anschwellen der Gliedmaßen, zum Beispiel der Finger, Beine,
Füße und Gelenke; »unerklärliche« Gewichtszunahme.

Ursachen und Bedeutung:
Es liegt eine mangelhafte Nieren- und Herztätigkeit vor (Er-
schlaffung des Herzmuskels), die unbedingt medizinischer Be-
treuung bedarf. Weitere Ursachen: zu geringe Aufnahme von
klarem Wasser (sodass die Niere dem Körper den Auftrag gibt,
»Notvorräte« an Wasser im Organismus zu speichern!); allgemeiner Kaliummangel; Lymphstauungen; Nebenwirkungen
bzw. Folgen von Chemotherapie und Bestrahlungen.
Bei Wasseransammlungen sollte man prüfen, welche Gefühle, Gedanken oder Erinnerungen man nicht loslassen kann
oder welche Gefühle man sich sehnsüchtigst, aber auf un-
taugliche Weise, erfüllt wünscht. Mediale Menschen nehmen
oft im Lauf der Jahre infolge von Wasseransammlungen zu,
um einen schwergewichtigen Ausgleich für ihre Tätigkeit zu
schaffen.

Behandlung:
Wasser treibende Tees sind als pflanzliche Hilfen zu empfehlen (zum Beispiel Teufelskralle, Berberitze, Brennnessel). Bei
Kaliummangel ist *Kalium phosphoricum D6* von den Schüßlermitteln meist sinnvoller als etwa Kalium in Urform.
Als Homöopathika kommen infrage: *Apis, Scilla, Strophantus, Convallaria, Digitalis* und *Helleborus.*

Farbtherapie:
Grün auf das Herzchakra strahlen; *Gelb* hinten auf die Nieren-
zonen; *Violett* auf den Scheitelpunkt.

Bach-Blüten:
Rescue Remedy, das Erste-Hilfe-Mittel; aus der Gruppe 7, »Übertriebene Sorge um das Wohl anderer«: *Vervain.*

Weinerlichkeit

Symptombild:
Meist unverhofft und mit bzw. ohne Anlass bricht man in Tränen aus.

Ursachen und Bedeutung:
Hormonelle Schwankungen in der Menopause und bereits davor vor und während der Menstruation sowie zu Beginn einer Schwangerschaft, die zu einer emotionalen Labilität führen, können zur Weinerlichkeit führen.

Mit den Tränen entlledigt sich der Organismus der aufgestauten Gefühle.

Spirituell gesehen, lösen sich angestauter Kummer und Sorgen, aber auch nicht ausdrucksfähige Freude über unsere Tränen.
Mit jedem Weinen entlastet sich der Organismus von angesammelten Schlacken (und entlastet damit die Lymphe) sowie von aufgestauten Gefühlen.

Behandlung:
Da man Weinen nicht unterdrücken sollte, können Sie Tränen freien Lauf lassen. Sorgen Sie einfach nur für genügend Taschentücher ...
Eine übermäßige Empfindsamkeit kann homöopathisch umgestimmt werden mit *Pulsatilla* oder *Natrium muriaticum.*

Bach-Blüten:
Aus der Gruppe 2, »Unsicherheit«: *Scleranthus;* aus der Gruppe 7, »Übertriebene Sorge um das Wohl anderer«: *Rock Water.*

Symptombild:
Müdigkeit, Abgespanntheit, Kopfschmerzen, Gliederreißen, Knochenschmerzen, Arbeitsunlust oder Schwindelgefühle bei herannahendem oder bestehendem Tiefdruck, in Bayern auch bei Föhn – meistens kurz vor der Menstruation und immer wieder während der Wechseljahre.

Ursachen und Bedeutung:
Ursächlich sind gestaute bzw. verschlackte Lymphe und mangelnder Lymphfluss (vor allem durch Süßigkeiten, Schokolade und Kakao); Schlacken im Körper, vor allem Nieren- und Leberbelastungen; nicht ausgeheilte Krankheiten; unedle Metalle im Körper, speziell in den Zähnen (Amalgam!).
Gerade in den Wechseljahren treten Wetterfühligkeit und andere Beschwerden wie Abgeschlagenheit, Schwitzen und fliegende Hitze hauptsächlich auf, weil das Lymphsystem jahrelang zuvor vernachlässigt wurde und nun durch die hormonelle Umstellung noch weniger Kraft besitzt, um mit den angesammelten Schlacken fertig zu werden.
Psychologisch betrachtet, steckt dahinter eine Vernachlässigung unseres Körpers, dem wir nicht die Bedeutung beigemessen haben, die ihm zusteht.

Behandlung:
Fasten- und Entschlackungskuren (zum Beispiel nach Mayr, Schroth oder Buchinger); Ernährungsumstellung; für Leber-, Galle- und Nierenreinigung sorgen, in erster Linie mit speziellen Kräutertees (unter anderem Löwenzahn, Kalmuswurzel, Brennnessel, Berberitze, Goldrute) – zur Leberreinigung hat sich nach meiner Erfahrung Artischockensaft bestens bewährt.

Kalium sulfuricum D6 von den Schüßlermitteln kann sinnvoll sein; wenn auch Gallenbeschwerden vorliegen, zusätzlich *Natrium sulfuricum D6* und *Magnesium phosphoricum D6*.
Hepar sulfuris gilt in der Homöopathie als ein Hauptmittel bei Weinerlichkeit.

Farbtherapie:
Grün auf den Scheitel in der Mitte des Kopfes strahlen, auf das so genannte Kronenchakra (zur Neutralisierung und zum Schutz vor Wetterfühligkeit); mit *Gelb* jeweils lokal bestrahlen (zur Unterstützung der Leber-, Gallen- und Nierentätigkeit).

Bach-Blüten:
Aus der Gruppe 5, » Überempfindlichkeit«: *Holly.*

Allgemeine Fitness-
und Gesundheitstipps

Fitness

Welche Pflege brauche ich für eine gute Figur?
Körperübungen, Sport; frische Luft; Bürstenmassagen; Salz- bzw. Essigbäder, mit und ohne Aromaöle; eine gesunde, entschlackende Ernährung, ausreichend Trinkflüssigkeit; gute Öle oder Lotions zum Einreiben.

Was tun bei Orangenhaut (Cellulite)?
Cellulite gehört zu den so genannten Säurekrankheiten. Die Betroffenen haben zu viel Säure im Körper, vor allem im Bindegewebe. Der Körper sollte eigentlich nie sauer sein. Er arbeitet am besten im neutralen/basischen Bereich. Nur der Magen

braucht seine selbst produzierte Salzsäure, um Nahrung verdauen zu können. Der menschliche Körper ist basisch. Und »nichts ist so sauer wie der Tod«, heißt es in einem »geflügelten Wort«.

Zu viel Säure entsteht unter anderem durch Disstress, der ist meistens emotional bedingt durch negative Gedanken, aber auch durch mangelnde Bewegung und zu wenig Sauerstoff. Die richtige Ernährung kann uns helfen den Körper im basischen Bereich zu halten.[22]

Es lohnt sich, etwas gegen die Orangenhaut zu tun. Dies haben die Erfahrungen gezeigt. Die Experten sagen, dass das Ungleichgewicht zwischen der Speicherung und dem Abbau von Fett angegangen werden muss. Meist sind die Oberschenkel und der Po betroffen.

Prüfen Sie selbst mit dem »Kneiftest«, ob Sie davon betroffen sind. Drücken Sie einfach die Haut- und Muskelpartien an den Problemzonen mit Zeigefinger und Daumen zusammen. Unmittelbar danach können Sie den Schweregrad der Orangenhaut feststellen: Je glatter die Haut ist, umso besser. Wenn die Haut gewellt wie eine Orangenschale aussieht, dann wandern Sie in Richtung Cellulite. Führen Sie dann folgende Maßnahmen durch:

> Um uns wirklich gut zu fühlen, kommen wir nicht umhin, außer dem Geist auch den Körper fit zu halten. Am besten ist es, auf eine ausgewogene Ernährung ebenso wie auf die körperliche Verfassung zu achten.

- regelmäßige Bürstenmassagen mit dem Luffa-Handschuh oder mit einer Bürste;
- Salz- oder Algenbäder mit einem Esslöffel Obstessig dazu.
- Wenn bereits Dellen und Furchen zu sehen sind und die Haut empfindlich auf Druckschmerz reagiert, sollten Sie Anti-Cellulite-Cremes, Körperpeelings und/oder ayurvedische Ölmassagen anwenden und viel Sport treiben, Gymnastik ma-

chen, Lymphdränagen durchführen lassen, Treppen steigen, laufen, schwimmen oder Rad fahren. Wichtig: Fett wird erst ab 30 Minuten fortdauernder Bewegung abgebaut.

- Kneten Sie selbst täglich Ihre Schenkel, den Po und den Bauch in kreisenden Bewegungen durch. Zupfen Sie dabei das Gewebe mit Daumen und Zeigefinger mehrmals hoch. Danach tragen Sie eine gute Lotion oder gutes ayurvedisches Öl auf.
- Unbedingt sollte eine Entschlackungskur vorgenommen werden.
- Denken Sie daran, auch täglich Nachtkerzenöl zu sich zu nehmen.

Wie entschlacke ich?
- Machen Sie ein gezieltes Workout, das ist eine Form intensiven Fitnesstrainings.
- Lassen Sie sämtliche tierischen Produkte weg, weil der Körper sie nicht wirklich abbauen kann. Am schlimmsten wirkt sich das tierische Eiweiß aus.
- Genießen Sie alles, was uns die Erde freiwillig zur Verfügung stellt: täglich frisches Obst und Gemüse, frische Salate, Gemüsesäfte. Wenn die Cellulite bereits hartnäckig ist, dann lassen Sie auch eine Zeit lang Teigwaren und Brot weg. Achten Sie auf basische Ernährung. Trinken Sie viel Wasser ohne Kohlensäure. Der Körper und Ihr Gewebe werden es Ihnen danken!

Gymnastikübungen, die uns fit halten

1. Lockern Sie täglich Ihre Beckenmuskulatur:
Legen Sie sich mit dem Rücken flach auf den Boden, die Arme seitlich ausgestreckt. Heben Sie im rechten Winkel Ihre Beine. Einatmen. Beim Ausatmen ziehen Sie beide Knie an Ihre

Brust. Und wieder zurück flach auf den Boden. Insgesamt zehnmal hintereinander.

2. Hüftrollen in Rückenlage:
Die Arme seitwärts ausgestreckt. Beine werden im rechten Winkel angehoben, einatmen. Beim Ausatmen die Knie aneinander pressen und langsam zur rechten Seite führen. Die Schultern sollten am Boden bleiben. Den Kopf in die entgegengesetzte Richtung drehen, also nach links. Dann wieder zurück in die Ausgangsposition. Und jetzt die Knie zur linken Seite und den Kopf nach rechts drehen. Zehnmal pro Seite.

3. Rückenmuskelentspannung:
Machen Sie es den Katzen und Hunden nach: Gehen Sie in den Kniestand, indem Sie auf Knien und Händen stehen, hüftbreit auseinander, und der Rücken ist gerade wie eine Platte. Ausatmen und mit dem ganzen Rücken einen »Katzenbuckel« machen. Beim Einatmen zur Ausgangshaltung zurück. Ausatmen. Beim erneuten Einatmen ein Hohlkreuz machen. Ausatmen und in die Ausgangshaltung zurück. Zehnmal wiederholen.

4. Oberschenkel-Hüft-Po-Straffung:
Katzenhaltung. Auf Knie und Ellbogen stützen, hüftbreit auseinander. Rechtes Bein langsam hochheben und dabei Knie abwinkeln, bis das Knie die Beckenhöhe erreicht hat. Bis fünf zählen, dann langsam wieder absenken. Jede Seite zwanzigmal. Wenn Sie ein Senkrechtstarter sind und ganz schnell Erfolg sehen wollen, dann lassen Sie während der Übung ein Gewicht von 1 Kilogramm oder einen entsprechend schweren Brotbeutel in der Kniekehle hängen.

5. Pomuskulaturstärkung:
Direkt vor eine Wand stellen, Füße hüftbreit auseinander. Die

Handflächen in Schulterhöhe an die Wand legen. Mit Ihren Fingern die Wände hochkrabbeln, bis die Arme gestreckt sind. Die Schultern dabei nicht hochheben! Die Arme jetzt in einer langen wischenden Bewegung nach unten ziehen und seitlich an den Körper anlegen. Wieder von vorn beginnen, die Hände wieder in Schulterhöhe an die Wand. Das Ganze fünfmal durchführen.

6. Oberkörper-Anti-Rundrücken-Übung:

Setzen Sie sich in Wandnähe auf einen Hocker oder Ball. Die Arme im rechten Winkel hochhalten und die Handrücken und Unterarme flach an die Wand drücken. Einatmen. Während des Ausatmens ziehen Sie die Schulter hinunter, Ihr Arm wird damit automatisch auch nach unten gezogen. Jedoch fest an der Wand bleiben. Einatmen und Armwechsel. Das Ganze zehnmal.

7. Bauch-weg-Übung:

Nehmen Sie die Rückenlage mit angewinkelten Beinen ein und strecken Sie die Beine in die Luft. Dabei die Hände über der Brust verschränken. Jetzt den Kopf ganz langsam hochheben. Die Schulterblätter sollten Sie aber am Boden spüren. Diese Stellung kurz anhalten. Ausatmen und zwanzigmal wiederholen.

8. Schlanke-Hüften-Becken-fit-Übung:

Nehmen Sie die Rückenlage ein. Die Arme angewinkelt nach oben legen. Der Ellbogen sollte in Schulterhöhe sein. Die Füße auf die Zehenspitzen stellen. Bei Anfangsschwierigkeiten die Füße flach auf den Boden stellen. Nun spannen Sie Ihre Pomuskeln an und heben Ihr Becken so weit wie möglich nach oben. Dabei die Knie zusammendrücken. Bis sieben zählen und während des Ausatmens langsam wieder absenken. Zwanzigmal wiederholen.

9. Schlanker-Bauch-und-straffe-Schenkel-Übung:
Bauchlage. Den Kopf auf die verschränkten Arme legen. Das
rechte Bein heben Sie jetzt langsam ausgestreckt nach oben.
Jedoch nicht höher als etwa 10 Zentimeter. Bis zehn zählen.
Das Bein wieder senken. Darauf achten, dass der Rücken gerade bleibt und kein Hohlkreuz entsteht. Das Bein wechseln. Jedes Bein zehnmal hochheben.

»Geheimtipps« für Ihre Gesundheit

An dieser Stelle möchte ich Ihnen einige meiner persönlichen
Gesundheitstipps weitergeben, die sich nicht auf spezielle Beschwerden beziehen, sondern der allgemeinen Gesundheits-
pflege dienen:

- Natürliches Vitamin E, als »Nachtkerzenöl«, lindert bzw. be-
  hebt fast alle Beschwerden im Zusammenhang mit Menstruation und Menopause.
- Natürliches Vitamin B beugt Nervenschwäche und Energie-
  losigkeit vor bzw. gleicht sie aus.
- Natürliches Vitamin A hilft der Haut.
- Natürliches Vitamin C hilft, neue rote Blutkörperchen zu bilden.
- Alle Vitamine empfehle ich hochdosiert.
- *Silicea D12* von den Schüßlermitteln fördert die Elastizität
  der Haut.
- Organisches Germanium (Ge-132) hilft den Körperzellen, Sauerstoff aufzunehmen, stärkt das Immunsystem und wirkt anti-
  viral (gegen Viren) und antifungal (gegen Pilze). Organisches
  Germanium gibt einen wesentlichen natürlichen »Energie-
  schub«.
- Das Bundesinstitut für gesundheitlichen Verbraucherschutz
  und Veterinärmedizin (BgVV) warnt wegen zum Teil schwerer

Nebenwirkungen vor der Einnahme von Ge-132-Kapseln. In homöopathischen Dosen verabreicht ist es jedoch harmlos. Es ist in Spuren auch im *Königsteiner Wasser* in den viereckigen Flaschen und in der *Dunaris-Quelle* enthalten (fragen Sie im Reformhaus). Höhere Konzentrationen findet man auch in Knoblauch, Ginseng und Chlorella.

- In den USA nehmen viele Frauen *Spirulina*, die so genannten blaugrünen Algen, die mit ihrem hohen Beta-Karotin-Gehalt zur Stärkung des Immunsystems beitragen und gegen Krebs wirken – was von Universitätsstudien inzwischen bestätigt wird.

- Wer es verträgt und keine Allergien auf Bienenextrakte hat: Gelée Royale und schonend aufgeschlossene Blütenpollen stärken die Widerstandskraft und das Immunsystem, begünstigen die Heilungsprozesse von Krankheiten nachhaltig, kräftigen die Libido und bieten dem Körper alle wichtigen Bausteine des Lebens – viele Männer schwören seit Jahren auf ein Präparat, das auch zahlreiche Hochleistungssportler und Prominente nehmen, auf Regazell Energen von Bio-Naturkraft (nur in Apotheken).

- Viel klare, ungebundene Flüssigkeit trinken – Wasser und leichte Kräutertees. Es ist Unfug, wenn manche Ärzte meinen oder sogar schreiben (wie ich es kürzlich lesen musste), dass man während der Periode nicht so viel trinken solle, damit die Blutung nicht zu stark würde. Acht bis zehn Gläser pro Tag (etwa 2 Liter) ist das *Minimum* für die Entgiftungsarbeit gesunder Nieren.

- Unterstützend für alle Funktionen des weiblichen Organismus wirken folgende Tees (einzeln oder als Mischung): Anis (10 Gramm), Frauenmantelkraut (25 Gramm), Gänsefingerkraut (15 Gramm), Melissenblätter (25 Gramm), Schafgarbenblätter (25 Gramm).

Den Tee wie gewohnt überbrühen und ca. 6 Minuten ziehen

lassen. Achten Sie bitte darauf, dass eine Teesorte nie länger als 3 Wochen hintereinander getrunken werden darf.

- Meditation gilt als Jungbrunnen. Frauen, die regelmäßig meditieren, haben weniger Falten und strahlen mehr Ruhe aus.

Teil III: Auf dem Weg zu einer Kultur der Weiblichkeit

»Etwas, das wir zurückhielten, machte uns schwach, bis wir herausfanden, dass wir selbst dieses Etwas waren.«

Robert Frost

Heilmeditation

Als einen Höhepunkt der naturheilkundlichen Behandlung von Beschwerden möchte ich Ihnen eine Heilmeditation nicht nur für »Frauen in den besten Jahren« vorstellen.

Wir Menschen sind dem Wesen nach bewusstes Sein, das sich in verschieden »dichten« materiellen oder energetischen Formen ausdrückt. Die dichteste und materiellste Form ist unser Körper, eine feinere unsere Gefühle, eine noch feinere Gedanken und die am wenigsten materielle Form die reine Energie unserer Seele oder unseres Selbst. Heilung erfolgt, nach meinen Erfahrungen, wirksam und dauerhaft nur dann, wenn auf allen Ebenen die rechte heilige (= heile) Ordnung wiederhergestellt und durch Auflösung der disharmonischen Ursachen auch beibehalten wird. Insofern kann es nachhaltige Heilung ohne Beachtung der geistigen Dimensionen gar nicht geben.[23]

> Ohne die Seele zu heilen, gibt es keine wirkliche Heilung.

An dieser Stelle möchte ich eine Erfahrungstatsache hervorheben, die für mich persönlich und sowohl für PatientInnen in meiner Naturheilpraxis als auch für TeilnehmerInnen an den Seminaren als wesentliche Hilfe zur Heilung dient: Ohne Aktivierung der Seelenkräfte gibt es keine echte Heilung.

Meditation, der »Atem der Seele«, vermag die Seelenkräfte anzuregen. Meditation wird *jeden* Heilungsprozess entscheidend fördern. Heilmeditation ergänzt *jede* physisch und psychosomatisch angezeigte Therapie oder Medizin! Eine solche Heilmeditation möchte ich Ihnen vorstellen:

Heilmeditation mit violettem, weißem und goldenem Licht

Setzen Sie sich bequem, mit aufrechter Wirbelsäule und zugleich entspannt hin, lockern Sie zu enge Kleidungsstücke, die Beine können nebeneinander stehen oder locker übereinander geschlagen sein, wie es Ihnen am angenehmsten ist. Sie können Ihre Hände auf die Oberschenkel legen oder locker zusammenfalten. Wichtig ist, dass Ihre Wirbelsäule wirklich so aufrecht ist, wie dies Ihr Körperzustand zulässt, aber ohne jede Verkrampfung. Lehnen Sie sich ruhig hinten an der Stuhllehne oder an der Wand an!

- Atmen Sie dreimal nacheinander tief ein und tief aus, in einem ruhigen Rhythmus. Denken und spüren Sie beim Ausatmen, dass alle Giftstoffe und alle Sie belastenden Probleme Ihren Körper verlassen.
- Atmen Sie nun normal ruhig weiter, ohne an etwas zu denken. Stellen Sie sich jetzt vor, dass eine violette Flüssigkeit von oben über Ihren Scheitel und Ihren Kopf in Sie hineinfließt. Diese Flüssigkeit reinigt Sie inwendig vollkommen, löst auch schon lange vorhandene Ablagerungen heraus und gleichzeitig alle körperlichen, gefühlhaften und geistigen Belastungen.
- Die violette Flüssigkeit fließt in kreisenden Bewegungen durch Ihren ganzen Kopf. Mit der inneren Reinigung entspannt sich auch Ihr Gesicht äußerlich.
- Die violette Flüssigkeit strömt weiter in kreisenden Bewe-

gungen durch Ihren Hals, auch durch die Halswirbelsäule, und verteilt sich in beide Schultern, Schulterblätter, Arme und Hände, bis hinein in die Fingerspitzen.

- Nun fließt die violette Flüssigkeit durch Ihre Brustwirbelsäule und gleichzeitig hinein in den Oberkörper, den Brustraum und die Rückenpartien, durch das Herz, die Lungen, den Magen, durch die Leber rechts innen unter den Rippen, durch die Gallenblase, durch die Milz und die Bauchspeicheldrüse links innen unter den Rippen. Wenn Sie das Gefühl haben, in einem Organ oder in einem Bereich mehr reinigen zu müssen, so lassen Sie die violette Flüssigkeit bewusst jede einzelne Körperzelle in dieser Zone durchströmen.

- Weiter kreist die violette Flüssigkeit durch Ihre Taille hinunter in den Unterkörper, durch Ihren gesamten Darm, durch Nebennieren etwa hinten innen unter den Rippen sowie durch die Nieren, die darunter liegen.

- Weiter fließt die reinigende Flüssigkeit durch den Unterleib, durch die Keimdrüsen, bei Frauen durch die Eierstöcke, die Eileiter und die Gebärmutter und schließlich durch die Blase und den Anus.

- Dann verteilt sich die violette Flüssigkeit in beide Beine und strömt erst durch die Beckenschaufeln, danach durch die Oberschenkel, kreist durch beide Knie, die Waden, durch die Knöchel, die Fersen und durch beide Füße bis zu den Zehenspitzen.

- Die violette Flüssigkeit tritt schließlich an den Zehenspitzen wieder aus und fließt tief in die Erde hinein, bis ins Innerste, wo die herausgeschwemmten Ablagerungen, Giftstoffe, Belastungen, negativen Gedanken und Gefühle, Verspannungen und Probleme verbrannt und energetisch transformiert werden.

- Lassen Sie es nun einige Male tief in Ihnen aufatmen, und werden Sie sich mit dem ruhigen Atemfluss, der frische, neue

Luft bringt, bewusst, dass Sie nun innerlich gereinigt sind. Jetzt sind Sie aufnahmefähig für neue Energien und neue Qualitäten. Erst nach einer solchen Reinigung von alten Schlacken können frische Energien wirksam aufgenommen werden.

- Bleiben Sie bequem, mit aufrechter Wirbelsäule und zugleich entspannt sitzen.
- Atmen Sie nun normal ruhig weiter. Erinnern Sie sich nun an die ein, zwei oder mehr Erlebnisse, in denen Sie eventuell unter einer Fehlgeburt, einer Abtreibung, einer ungewollten Schwangerschaft oder einer aufgezwungenen sexuellen Begegnung gelitten haben.
- Gestatten Sie Ihrem Gemüt, sich auf entscheidende ungelöste Probleme und noch nicht verarbeitete und aufgelöste Probleme emotional einzustellen. Es kann sein, dass dies mit kurzzeitig unangenehmen Gefühlen oder Körperreaktionen verbunden ist. Versuchen Sie, durch diese möglicherweise auftretende Belastung oder Betroffenheit hindurchzuspüren in Ihre innerste Mitte, die von den damaligen Geschehnissen nicht hat berührt werden können, weil sie reine Energie, reines Licht und reine Liebe ist.
- Stellen Sie sich nun vor, dass ein irisierendes, weißes Licht von oben über Ihren Scheitel und Ihren Kopf in Sie hineinfließt.
- Spüren Sie, wie dieses Licht nach und nach von oben nach unten weiterstrahlt und alle Ihre Zellen durchdringt.
- Fühlen Sie, wie sich im Herzbereich alte Trauer löst – und gönnen Sie sich ruhig Ihre Tränen, wenn diese zu fließen beginnen; spüren Sie, wie es Ihnen heller und leichter und freier ums Herz wird, wie Sie wieder Wärme empfinden.
- Spüren Sie, wie im Bauch Schuldgefühle und Vorwürfe – eigene und fremde – im weißen irisierenden Licht wie fortge-

spült werden und bewusste, selbstsichere Offenheit sich ausbreitet und Sie trägt und von innen her ausfüllt.

- Fühlen Sie, wie in Ihrer Gebärmutter, in Ihrer Scheide und im ganzen Beckenbereich alte Verspannungen, Verhärtungen, Schlacken, Wunden und Narben von heilsamem, weiß-irisierendem Licht liebkost werden.

- Lassen Sie sich vertrauensvoll ein in das Empfinden einer sanften, wärmenden, lösenden inneren Massage oder »Dusche«.

- Lassen Sie Altes los, lassen Sie schmerzhafte Erinnerungen der Zellen und emotionale Verhaftungen an scheinbar unerfülltes Schicksal los – lassen Sie all dies einen undurchsichtigen Schleier in der heilenden Brise des weißen Lichts in die Unendlichkeit des Alls forttragen.

- Bereiten Sie sich jetzt bewusst darauf vor, von einer lebendigen, neuen Energie der Heilung und Freude erfasst zu werden.

- Bleiben Sie bequem, mit aufrechter Wirbelsäule und zugleich entspannt sitzen. Atmen Sie nun normal weiter, ohne an etwas zu denken.

- Stellen Sie sich nun vor, dass eine goldene Flüssigkeit von oben über Ihren Scheitel und Ihren Kopf in Sie hineinfließt. Diese Flüssigkeit erfüllt jede Zelle mit reiner kosmischer und göttlicher Energie. Diese Energie strahlt durch alle Dimensionen und in alle Ihre drei Körper – den geistig-spirituellen, den astral-emotionalen und den physisch-materiellen Körper.

- Die goldene belebende Flüssigkeit fließt durch Ihren ganzen Kopf. Damit beginnt Ihr Gesicht, auch äußerlich Freude und Leben auszustrahlen.

- Die kosmische goldene Flüssigkeit strömt weiter in Ihren Hals, durch die Halswirbelsäule und verteilt sich in beide Schultern, Schulterblätter, Arme und Hände, bis hinein in die

Fingerspitzen. Vielleicht spüren Sie so etwas wie ein belebendes Kribbeln oder eine angenehme Wärme – das ist ganz in Ordnung.

- Nun fließt die goldene Flüssigkeit durch Ihre Brustwirbelsäule und gleichzeitig hinein in den Oberkörper, den Brustraum und die Rückenpartien, durch das Herz, die Lungen, den Magen, durch die Leber und die Gallenblase rechts innen unter den Rippen, durch die Milz und die Bauchspeicheldrüse links innen unter den Rippen. Wenn Sie das Gefühl haben, dass Sie in einer bestimmten Körperzone mehr von dieser stärkenden göttlichen Energie brauchen, lassen Sie die goldene Flüssigkeit bewusst möglichst jede einzelne Zelle in diesem Bereich durchfließen.

- Weiter strömt die goldene Flüssigkeit durch Ihre Taille hinunter in den Unterkörper, durch Ihren gesamten Darm, durch die Nebennieren etwas hinten innen unter den Rippen sowie durch die Nieren, die darunter liegen.

- Weiter fließt diese lichte Flüssigkeit durch den Unterleib, durch die Keimdrüsen, bei Frauen durch die Eierstöcke, Eileiter und die Gebärmutter, bei Männern durch die Prostata und schließlich durch die Blase und den Anus.

- Dann verteilt sich diese goldene Flüssigkeit in beide Beine und strömt erst durch die Beckenschaufeln, danach durch die Oberschenkel, fließt durch beide Knie, die Waden, durch die Knöchel, die Fersen und durch beide Füße bis zu den Zehenspitzen.

- Die göttliche, kosmische, golden-energiegeladene Flüssigkeit tritt schließlich an den Zehenspitzen wieder aus und fließt tief bis ins Innerste der Erde hinein.

- Wir Menschen dienen als Brücke und »Transformator« der göttlichen Energien für die irdische Welt, für die Erde. Die goldene Kraft bringt nicht nur uns selbst frische Lebendigkeit, sondern lässt auch der Erde neue Energien zuströmen. Wir Menschen sind für uns und für unseren Heimatplaneten verantwortlich.

- Werden Sie sich bewusst, wie Sie sich jetzt fühlen, im Vergleich zum Beginn der Übung vor der Reinigung durch die violette Flüssigkeit und im Vergleich zum Beginn der Übung mit dem goldenen Licht, nach der Lösung von alten Mustern. Fühlen Sie sich jetzt angenehmer, klarer, frischer, wacher, aktiver, glücklicher?

- Zum Abschluss der Übung, um »zurückzukommen«, spüren Sie in Ihre Füße hinein, mit denen Sie fest auf dem Boden ruhen und verwurzelt sind, und atmen Sie dreimal betont tief ein und aus. Öffnen Sie langsam Ihre Augen, und kehren Sie in Ihren Tag zurück.

Diese Übung ist auf einer CD enthalten, gesprochen von der Autorin (siehe Anhang).

Wechseljahre – Wandlungsjahre – Erfüllungsjahre

Der gemeinsame Nenner von allem, was ich Ihnen bisher vorgestellt habe, ist: Wechseljahre als Leidensjahre braucht es überhaupt nicht zu geben. Wir haben spirituelle, psychologische und naturheilkundliche Mittel, um uns in praktisch allen Situationen des Lebens helfen zu können bzw. Leiden gar nicht erst entstehen zu lassen.

Ich nenne den dritten bedeutenden Abschnitt im Leben einer Frau – nach der Kindheit und dem Erwachsenwerden und Erwachsensein –, der mit den so genannten Wechseljahren eingeleitet wird, nicht gern »Wechseljahre« oder »Menopause«, sondern – wie schon am Anfang des Buches gesagt – lieber »Wandlungsjahre« und »Erfüllungsjahre«. Damit soll die Einzigartigkeit dieser Zeit in den Mittelpunkt unserer Aufmerksamkeit gestellt werden.

Die Wandlungsjahre bedingen, dass wir uns bewusst von der körperlichen Gebärfähigkeit zur seelischen Gebärfähigkeit entwickeln. Mit der Vollendung des Menstruationszyklus beginnt ein neuer Vorgang – jener der periodischen Einstellung auf die Aufnahme innerer Wahrheiten und spiritueller, intuitiver Weisheiten und deren Hergabe, Vermittlung, »Ausscheidung« als wahrhaft Leben spendendes Elixier. Das Menstruationsblut galt als heiliges und gleichzeitig Furcht erregendes Lebenselixier, das männliche Götter zu erlangen suchten, um ihre Unsterblichkeit zu sichern. Noch heiliger und leider ebenfalls für die meisten Männer Furcht erregend ist das, was Frauen in ihren Perioden geistiger Empfängnisbereitschaft an inneren Botschaften aus höheren Dimensionen aufnehmen und dann, eher im Verborgenen als öffentlich, an einige auserwählte Vertrauenspersonen weitergeben.

Statt »Wechseljahre« müsste es treffender »Wandlungsjahre« heißen.

Die Magie der Menstruation setzt sich fort in der anfangs magisch erscheinenden Fähigkeit der weisen Frau, sich als Teil und Kanal höherer Bewusstseinsdimensionen zu erleben. Was wir Frauen durch unsere physische Gebärfähigkeit sind – Kanal und schöpferische Mitgestalterin neuen irdischen Lebens –, können wir mit unserer überphysischen Gebärfähigkeit ebenfalls werden: Hüterin und schöpferische Mittlerin eines neuen spirituellen Lebens.

Die Erfüllung dieser Wandlungsjahre besteht darin, dass wir mindestens eine Facette der Göttin in uns ausleben – sei es als Göttin, Priesterin, Prophetin (nicht umsonst »channeln« so viel mehr Frauen als Männer), als Heilerin, Künstlerin, Muse, Amazone oder Urmutter, vielleicht auch als lebenslustiges Kind – und ihre Kraft anderen Menschen vermitteln. Scheuen wir uns nicht, spätestens jetzt unsere eigenen inneren Wahrheiten auszusprechen, sie in der Familie, im Freundeskreis und in der Gesellschaft zu Gehör zu bringen. Das hat nicht nur gesellschaftliche und kulturelle positive Konsequenzen, sondern kann auch zu »therapeutischen« Zwecken für die eigene Heilung dienen. Allzu oft mangelt es Frauen am kreativen und selbstbewussten Ausdruck dessen, was sie und die ganze Erde bewegt. Nicht, weil wir Frauen dies nicht können, sondern weil wir häufig befürchten, ausgelacht zu werden.

Die Zeit der Wandlungsjahre dient dazu, bewusster die Stationen unseres bisherigen Lebensweg nachzuvollziehen, ihnen notfalls nachträglich einen Sinn abzugewinnen oder, wenn es sein muss, einen Sinn zu geben. Wir können nicht nur die Gegenwart und die Zukunft mitgestalten, sondern auch der Vergangenheit Sinn verleihen – durch unsere innere Lebenseinstellung.

Wir nehmen Abschied von einem an Mondzyklen gebundenen körperlichen Prozess und stellen uns auf neue, höhere geistige Prozesse ein, die an die Rhythmen der Seelenentwicklung gebunden sind. Die Zeit der Menopause bzw. Wechseljahre ist eine Zeit, in der die menschliche Reife der Frau vollendet wird, in der sie Zusammenhänge zwischen persönlichen und überpersönlichen Ereignissen begreift, in der sie ihr bisheriges menschliches, irdisch-natürliches und spirituelles

> Die Zeit der Erfüllungsjahre dient dazu, dass wir Weisheit und Wahrheit in unserem Leben verwirklichen und sie mit anderen Menschen teilen.

Erleben ganzheitlich erfasst. In diesem intuitiven, meditativen oder gefühlhaften Erfassen erkennt sie auch allgemeine menschliche Weisheiten und Wahrheiten, die für viele Menschen Gültigkeit besitzen.

Die Erfüllungsjahre während und nach der Menopause dienen dazu, dass wir Frauen Weisheit und Wahrheit in unserem Leben verwirklichen und sie mit anderen Menschen teilen, sie also mitteilen. Das herausragende Merkmal dieser weiblichen Weisheit ist der Vorrang des Schutzes und der Behütung von Leben, ist die Liebe zur Schöpfung – und die Liebe zur Liebe!

Spätestens jetzt haben wir es nicht mehr nötig, dass wir unsere persönlichen Werte des Lebens und die Maßstäbe, nach denen unser Heimatplanet Erde von uns bewohnt wird, ungeprüft übernehmen und verinnerlichen. Die Entwicklungsspirale, die das Ende des Menstruationszyklus mit sich bringt, öffnet zugleich den Weg zur spirituellen Selbstverwirklichung und Inspiration des Lebens durch weibliche Werte und weibliche Weisheit.

> Nur was wir geistig, spirituell, meditativ und intuitiv an bewusstem Sein erworben bzw. entdeckt haben, können wir beim Abschied von dieser Welt »mitnehmen«.

Vielleicht fragen Sie jetzt: »Wie ›macht‹ man das?« Nun, es ist eigentlich einfach: Seien oder werden Sie Sie selbst! Vertrauen Sie auf Ihre innere Führung. Sprechen Sie mit Ihrem Partner und mit Ihren Kindern – über sie, über sich selbst, über den Sinn des Lebens. Besuchen Sie entsprechende Seminare oder machen Sie Übungen zur Entwicklung Ihrer kreativen Kräfte.

Und wenn Sie mögen, besuchen Sie Veranstaltungen von Selbsthilfevereinen, Kirchengruppen, politischen Parteien, Umweltorganisationen und tragen Sie Ihre Meinungen bei.

Schließlich sollten Sie sich nicht scheuen, eigene Formen der Religion zu erforschen und zu praktizieren. Wenn wir uns eines Tages hier von diesem irdischen Leben verabschieden, was werden wir mitnehmen können?

Die logischen Erklärungen mancher Männer (und auch Frauen), die frommen Dogmen mancher Kirchenleute oder etwa Hab und Gut? Wohl nichts von alledem, sondern lediglich, was wir geistig, spirituell, meditativ und intuitiv an eigenem

Bewusstsein, also bewusstem Sein, erworben bzw. entdeckt haben. Liebevolle Bewusstheit ist die beste Garantie dafür, dass wir die Jahre der Wandlung und Erfüllung sinnvoll nutzen – für uns selbst, für die Schöpfung und für das Leben. Leben ist Bewusstheit. Die Seele ist Bewusstheit. Die Göttin ist Bewusstheit.

Diese Bewusstheit können wir in uns selbst wecken, unseren Töchtern weitergeben, mit anderen Frauen austauschen und mit Männern teilen, sie ihnen mitteilen. Erkenntnis und Mitteilung weiblicher Weisheit bedeutet Erfüllung des Frauseins in und nach den Wandlungsjahren.

Auf dem Weg zur weisen Frau

Die Charakterdarstellerin und zweifache Oscar-Preisträgerin Meryl Streep sagte einmal in einem Interview sehr treffend: »Es gibt keinen Feminismus – es gibt nur Humanismus.« Das ist die Erkenntnis einer weisen Frau, die sich ihres Selbstwerts bewusst ist.

Unser Weg zum Selbstwert als Frau geht über die Erkenntnis, dass wir nicht gegen etwas kämpfen müssen, sondern uns nur für etwas einsetzen wollen Ich hege keine Männerfeindlichkeit oder gar Männerhass, aber ich vergöttere Männer und ihre Welt, ihre Denkweise und ihren Lebensausdruck auch nicht. Ich bin insofern vielleicht etwas »altmodisch«, als ich finde, dass Frauen immer für etwas im Leben sind, nie gegen etwas. Das macht unsere vermeintliche Schwäche oder auch unser Dulden und Leiden aus, aber auch unsere Stärke. Es ist die Stärke der Empfindung, des feinen Erspürens, der gefühlhaften Intuition. Es ist die Stärke der eben nicht exakt rational und logisch beschriebenen und beschreibbaren Zwischentöne und Zwischenräume des Lebens.

Die neue Kultur der Weiblichkeit, die sich jetzt, während der Jahre um die Jahrtausendwende, ankündigt als Alternative zur überholten, sinnentleerten und zusammenbrechenden Antikultur der vermeintlichen materialistischen Machbarkeit, wird, wie ich sehnlich hoffe, Teil eines goldenen Zeitalters der neuen Menschlichkeit sein. Ein Zeitalter ohne Krieg, ohne Unterdrückung, ohne Ausbeutung, ohne Verächtlichmachung menschlicher Werte, ohne die Zerstörung der Natur, ohne die Zerstörung des Lebens. Die Kultur der Weiblichkeit ist ein wesentlicher, ich glaube sogar, der wesentlichste Teil dieses Zeitalters der Menschlichkeit, das von weisen Frauen getragen wird.

> Die Kultur der Weiblichkeit ist ein wesentlicher Teil des neuen Zeitalters der Menschlichkeit.

Weise Frauen sind Frauen, die wichtige Aspekte ihrer inneren Göttin kennen gelernt haben. Sie erfahren ihr eigenes Potenzial, sie wissen um ihre Kräfte und kennen ihre persönlichen Grenzen. Weise Frauen geben ihre Gabe in ihrer Familie weiter und erkennen gleichzeitig, wie persönliches und gesellschaftliches Leben miteinander zusammenhängen.

Die Dreiheit von Körper, Geist und Seele findet in der weisen Frau ihren natürlichen Ausdruck. Die selbstverständliche Mündigkeit in der Entscheidung über eigene Belange ist verbunden mit dem Selbstwertgefühl, aus dem heraus sie ihre Einsichten in der Gesellschaft vertritt.

Spirituelle Selbsterfahrung und Verwirklichung bilden eine Grundlage für den individuellen Selbstwert: Wenn ich weiß, wer ich bin – denken Sie an die Aspekte der Göttin, die im ersten Teil skizziert wurden –, kann mir unterschwellige oder offene Entmündigung nichts anhaben, kann mich vermeintliche oder tatsächliche Herabsetzung nicht berühren. Sanft, offen und stark zugleich vertrete ich mich und die Gesetze des Lebens.

Die Übernahme der Eigenverantwortung für eine menschliche und natürliche Medizin für Frauen ist der bedeutendste gesellschaftspolitische und soziale Schritt, den wir Frauen überhaupt tun können – wichtiger als politische Quoten oder Demonstrationen. Denn dabei geht es endlich um die geistigen Grundlagen der Vorherrschaft des meist, aber nicht nur (!) von Männern getragenen Systems einer materialistischen, technokratischen und seelenlosen Auffassung darüber, wer wir Menschen sind. Die heutige Medizin in den Industriestaaten ist neben der Religion eines der letzten ernst zu nehmenden Bollwerke des alten Denkens, weil sich hier weltanschaulich extreme Positionen, die letztlich auf die Abdrängung der Frau in eine mindere Rolle hinauslaufen, im Mäntelchen der vermeintlich objektiven Wissenschaftlichkeit präsentieren.

> Die Übernahme der Eigenverantwortung für eine menschliche und natürliche Medizin für Frauen ist unser bedeutendster gesellschaftspolitischer und sozialer Schritt.

Wenn wir Frauen unsere ureigensten Erfahrungsbereiche – Gesundheit, Heilung, Pflege des Lebens – ohne große Kampfansagen oder lautstarke Debatten wieder selbst in die Hand nehmen, klinken wir uns aus den bestehenden Strukturen einfach aus. Sie werden dann sehr schnell in sich selbst zusammenfallen, ohne dass wir sie aktiv niedergerissen hätten. Wir brauchen einfach im alten System nicht mehr »mitzuspielen«, und schon bald wird dieses Theaterstück dann vom Spielplan abgesetzt. Wir inszenieren stattdessen unser eigenes Lebensstück – nicht gegen jemanden, höchstens im Notfall ohne die Beteiligung derer, die sich einer stärkeren Einflussnahme der rechten Gehirnhälfte (noch) nicht anvertrauen mögen.

Anders ausgedrückt: Wir Frauen sind die Trägerinnen des Lebens. Die weibliche Kultur wird für unser persönliches und planetarisches Überleben dringendst benötigt – der Zustand der Welt mit Krieg, Hunger, Kindersterben und »rationaler« Irrationalität belegt dies überdeutlich.

Eine neue weibliche Kultur lässt sich nicht mehr in männlich-dogmatische Religionsvorstellungen und tote Riten einsperren, sondern entwickelt eine eigene, weibliche Spiritualität. Darin nehmen Frauen als Priesterinnen und Prophetinnen wieder einen zentralen Platz ein. Diese weibliche Spiritualität ist eine freie Form der Religion, die Raum für individuelle Ausdrucksformen des Schöpferischen lässt und nicht alles in Lehrsätze, Regularien und Liturgien zu pressen sucht.

Wie in der Medizin ist heute auch in den gesellschaftspolitisch einflussreichen Kirchen die Vorherrschaft alter, falscher und leider oft total lebensfeindlicher Grundsätze, die von Bünden alter Männer vertreten werden, ein Haupthindernis für die weitere Entwicklung der Menschheit. Der vermeintlich objektiven Verkündigung göttlicher Gesetze müssen wir Frauen unsere eigenen inneren göttlichen Offenbarungen an die Seite gesellen. Ich habe keinerlei Zweifel daran, dass sich die Menschen – Frauen und Männer – in der Mehrzahl für eine Kultur der neuen, weiblich inspirierten Religiosität entscheiden werden, weil sie sich vom Herzen und von der Seele her angesprochen fühlen und wissen werden. Dazu bedarf es aber unseres Mutes, unsere Weisheit auch öffentlich zum Ausdruck zu bringen, eigene religiöse und meditative Riten zu veranstalten, eigene Werte auch als legitim zu vertreten.

Im Bereich des unmittelbaren Schutzes des Lebens, in der Gesundheitsfürsorge, werden das Wissen der Naturheilkunde und die Weisheit weiblicher Heilerinnen ebenfalls wieder in die Mitte der menschlichen Zivilisation rücken, nachdem dies allzu lange ins Abseitige oder gar Zauberische gedrängt wurde.

Die Beziehungen zwischen Frauen und Männern werden sich zu einer Partnerschaft entwickeln, in der beide nicht miteinander konkurrieren, sich zu beherrschen oder auszunutzen suchen und ihre jeweils unterschiedlichen Qualitäten auch nicht gleichmachen wollen, sondern in der sich beide ergänzen. Die Frau teilt ihre spirituellen Einblicke mit dem Mann, der sie im irdischen Leben umsetzt.

Die weise Frau hat gelernt, mit der Widersprüchlichkeit ihres eigenen Lebens und dem anderer Menschen umzugehen. Sie empfindet den scheinbaren Widerspruch zwischen angestrebten höchsten Idealen und bislang menschlich mangelhafter Verwirklichung nicht als ein Hindernis, geduldig und beharrlich weiterhin höchste Ideale als Wertmaßstäbe zu verkünden und anzustreben.

Die weise Frau empfindet die Notwendigkeit von Vollkommenheit und resigniert nicht, weil sie persönlich und das Leben auf der Erde noch nicht vollkommen sind. Die Unvollkommenheit hält sie nicht davon ab, weiterhin schöpferisch mit daran zu wirken, das Paradies auf Erden doch noch zu empfangen und zu gebären.

Alles ist bereits vorhanden. Sie selbst können in sich die Quelle Ihres Lebens finden und aus ihr immer wieder neue Weisheit schöpfen.

Sie und wir alle haben jetzt in diesem Leben die wunderbare Chance, dem Geheimnis Leben einen Sinn zu geben, indem wir selbst die schöpferischen Kräfte entdecken und anwenden. Wir stehen an der Schwelle zu einem neuen Zeitalter, in dem nicht mehr das kalte Machtkalkül, die ökonomische Produktion und das dogmatische Denken bestimmen, sondern in dem eine neue Kultur der Weiblichkeit, der Inspiration, der Wertschätzung von Gefühlen und innerem Wissen lange, goldene Zeiten der Menschlichkeit hervorbringen werden. Zu zwei wichtigen Bereichen – einer weiblichen Naturheilkunde und einem geistig begründeten Selbstwert von Frauen – habe ich versucht, Ihnen in diesem Buch sehr konkretes Wissen zu vermitteln und Handlungsvorschläge zu machen.

Naturheilkunde und weibliche Spiritualität sind die sanften und höchst wirksamen Mittel, um zum Selbstwert der weisen Frau zu gelangen und zugleich die Welt menschlicher zu gestalten.

Ich weiß, dass wir Frauen es schaffen können, unsere Welt menschlicher zu gestalten, und ich fürchte, dass nur wir Frauen bereit sind, auch tatsächlich die ersten schwierigen praktischen Schritte dazu zu tun. Als Ermunterung dazu ein Zitat, dessen Urheberin ich leider nicht kenne (ich glaube aber fest, dass es eine Frau war):

»Das Leben ist kein Problem, das wir lösen müssen, sondern ein Mysterium, das wir leben können.«

Anhang

Workshops für Frauen und Fortbildung für Therapeuten

Die Autorin hält im deutschsprachigen Raum, in Europa und in den USA Workshops. Seminare und Vorträge zum Thema »Der Weg der Frau in diesem Jahrtausend – Naturheilkunde für Frauen« und verwandte Themen wie »Die richtige Schwingung heilt«, »Farbtherapie«, »Woher kommt der Schmerz? – Oder wenn wir glauben, Gott hat uns verlassen« und »Natürliche Komplementär-Medizin«.

Für Therapeuten gibt es ab und an Spezialseminare. Ein Jahresprogramm erhalten Sie in Deutschland von Ingrid Kraaz von Rohr, Naturheilpraxis, Südliche Münchner Straße 21, 82031 Grünwald, Telefon 089 641 11 10, E-Mail: ingrid.kraazvrohr@t-online.de, und beim Wrage Seminarservice, Schlüterstraße 4, 20146 Hamburg, Telefon 040 4132970.

Nützliche Hinweise und Bezugsquellen

Die Begleit-CD *Meditationen zur neuen Weiblichkeit,* Teil 1, Text Ingrid Kraaz von Rohr, sowie die CD Farbmeditationen, Teil 2, Text Ingrid Kraaz von Rohr (»Eine Entspannungsreise zur Stärkung der weiblichen Kraft«) erhalten Sie über Wrage-Versandbuchhandel (Adresse wie Wrage Seminarservice, siehe oben) oder Auskunft über Ingrid Kraaz von Rohr (Adresse siehe oben).

Eine empfehlenswerte Farbhandlampe – »MultiColorCombi« mit einer Quarzglaspyramide zur Farbakupunktur und zwei verschiedenen Sets auswechselbarer Farbfilter – kann in Deutschland ebenso über den Wrage-Versandbuchhandel bezogen werden.

Andere Farblampen: »Hydrosun«, 79379 Müllheim, Fax 07631 366329; »Ibolux«, CH-8706 Meilen/Zürich, Telefon 0041 1 923 3160, Fax 0041 1 9233365;

Das Farbenergie-Set, Untersetzer zum Aufladen für Flüssigkeiten (Wasser) mit der jeweiligen Farbfrequenzinformation (zwölf Farben), liefert die Firma Wrage aus, Telefon 040 455240, Fax 040 442469.

Homöopathische Mittel, Kräutertees, Mineralsalze etc. bekommen Sie in guten Apotheken und in Kräuterläden.

Adressen von guten Homöopathen erhalten Sie vom Fachverband Deutscher Heilpraktiker FDH, Neumarkter Straße 87, 81673 München, Telefon 089 43552610.

Sie können entweder die englischen Bach-Blüten verwenden oder – wenn diese aus irgendwelchen Gründen nicht ohne weiteres lieferbar sein sollten – auch genauso gut deutsche oder Schweizer Blütenessenzen! Fragen Sie Ihre(n) BehandlerIn, FreundInnen oder in Naturkostläden bzw. Kräuterdrogerien nach (auch bei Wrage erhältlich).

Weitere Bücher und Tonträger der Autorin

Die richtige Schwingung heilt, Ingrid S. Kraaz und Wulfing von Rohr, Goldmann, München, 6. Auflage. Nachschlagewerk und praktisches Anwendungsbuch zur Kombination von

Bach-Blüten mit anderen Naturheilverfahren, wie Farb-therapie, Zellsalze und Notfallhomöopathie. 3-442-13788-8 (TB.).

Die Farben deiner Seele, Ingrid S. Kraaz von Rohr, Goldmann, München. Ein umfassendes Werkbuch mit dem Zwölf-Farben-Test, siebzig Farbtherapievorschlägen und Anleitung zur Aura- und Chakraarbeit. 3-442-137671-5.

Heilende Farben, Ingrid Kraaz von Rohr, Urania, Neuhausen. Karten zum praktischen Einsatz bei angewandter Farb-therapie für Beschwerden von A bis Z mit Zeichnungen. 3-905017-67-9.

Heilblüten-Farbkarten-Test, (der erste und altbewährte Bach-Blüten-Test), Ingrid S. Kraaz und Wulfing von Rohr, Urania, Neuhausen. Als Hilfe zum Herausfinden der passenden Bach-Blüte und der passenden Farbe, besonders für Menschen, die über das Bild und die Farben aufnehmen, sowie sehr geeignet für Kinder! 3-905017-09-1.

Farbtherapie – das Basiswissen über Wirkung und Anwendung der Farben, Ingrid Kraaz von Rohr, Nymphenburger, München. 3-485-00980-6.

Welche Farbe fehlt mir?, Ingrid Kraaz von Rohr und Wulfing von Rohr, Urania, Neuhausen, (In 2004), Der große neue Farbtest, passend zu den Farbtherapiebüchern.

Die Heilkräuter-Karten, Ingrid Kraaz von Rohr, Urania, Neu-hausen. Kräuter- und Teerezepte von A bis Z bei vielen Be-schwerden im täglichen Leben. 3-905017-68-7.

Wege zum richtigen Pendeln, Ingrid S. Kraaz von Rohr, Urania, Neuhausen (mit Pendelsatz erhältlich). 3-908644-37-2.

Praktischer Leitfaden – Feng Shui. Gestalten Sie die richtige Umgebung für Gesundheit, Wohlbefinden und Erfolg, Ingrid Kraaz von Rohr und Robert Hofmann, Nymphenburger, München. 3-485-00749-8 (HC.), 3-423-36100-X (TB., dtv).

Gute Laune kann man essen – Farbtherapie aus der Küche,
Ingrid Kraaz von Rohr, Nymphenburger, München, 3-485-
00754-4 (HC.), 3-42336142-5 (TB., dtv).

Natur-Heilbuch. Krankheiten, Beschwerden von A–Z, Ingrid
Kraaz von Rohr, Nymphenburger, München. Schnelle Hilfe bei Krankheiten, Schmerzen und Beschwerden aller Art.
3-485-00776-5 (HC.), 3-442-14148-6 (TB., Goldmann).

Praxisbuch der Selbstentgiftung, Ingrid Kraaz von Rohr und
Anne Simons, Peter Erd Verlag, München. 3-8138-0475.

Lichtkraft – Licht als Urquelle von Energie und Leben nutzen,
Ingrid S. Kraaz von Rohr, Goldmann, München. Wichtige
Hinweise zum Thema »Was ist alles Licht?« in der Nahrung,
im Körper, in der Umgebung, in den Gedanken und in den
Taten. 3-442-14200-8.

Anmerkungen

1 Merlin Stone: *Als Gott eine Frau war.* Die Geschichte der Ur-Religionen unserer Kulturen, München 1989; Jennifer und Roger Woolger: *Göttinnen.Urbilder für eine Psychologie der Frau,* Bergisch Gladbach 1994; Rosalind Miles: *Weltgeschichte der Frau,* Düsseldorf 1990; Erich Neumann: *Die große Mutter. Eine Phänomenologie der weiblichen Gestaltung des Unbewussten,* Olten/Freiburg i. Br. 1997.

2 Marion Zimmer Bradley: *Die Nebel von Avalon,* Frankfurt 1987, und *Die Feuer von Troja,* Frankfurt 1998; Jean Markale: *Die keltische Frau. Mythos, Geschichte, soziale Stellung,* München 1986.

3 Passim.

4 Lea Sanders: *Die Farben deiner Aura,* München 1999.

5 Bernd A. Mertz: *Magisch Reisen Griechenland – Vom Olymp zum Orakel von Delphi,* München 1991.

6 Siehe auch die Bücher *Spirituelles Erwachen* von Darshan Singh (München 1999) und *Sexuelle Kraft und Yoga* von Elisabeth Haich (Ergolding 1998).

7 Barbara G. Walker: *Das geheime Wissen der Frauen.* Ein Lexikon, München 1997.

8 Neumann: *Die große Mutter,* a.a.O.

9 Ebenda, S. 274 f.

10 Zimmer-Bradley: *Die Nebel von Avalon,* a. a. O.; Jean Markale: *Die keltische Frau,* München 1997.

11 JAMA: The Journal of the American Association, 288; 3; 321–33; 17. 7. 2002; siehe auch www.bfarm.de/Zde_ver/presse/02_15de.html.

12 Siehe auch mein Buch *Lichtkraft.*

13 Siehe ebenda.

14 Chris Griscom: *Zeit ist eine Illusion,* München 2002.

15 Das Zitat ist ein Beispiel für die positiven Affirmationen

zum »Heilblüten-Farbkarten-Test«. Sie finden die Beschreibung in meinem Buch *Die richtige Schwingung heilt* und im kompletten Testsatz.

16 Siehe auch mein Buch *Gute Laune kann man essen.*

17 Vgl. ebenda.

18 Mellie Uyldert: *Verborgene Kräfte der Pflanzen,* München 1987.

19 Siehe auch mein Buch *Lichtkraft.*

20 Erwin Schlüren: *Homöopathie in Frauenheilkunde und Geburtshilfe,* Heidelberg 2001.

21 Zum Beispiel Professor Herbert Pietschmann aus Österreich, Professor Jean Charon (Frankreich), Professor Fritz-Albert Popp (Deutschland) sowie die Amerikaner A. Newman Taylor und R. Wilson vom Department of Anatomy and Brain Research der University of California School of Medicine in Los Angeles. Siehe auch mein Buch *Lichtkraft.*

22 Siehe auch mein Buch *Gute Laune kann man essen.*

23 Hier soll nicht im Detail darauf eingegangen werden. Wichtige Grundsätze und konkrete Anwendungsvorschläge dazu finden Sie beispielsweise in meinen Büchern *Die richtige Schwingung heilt* und *Meditation: Lebenskraft aus der Mitte.*

Register

Dr. Wighard Strehlow

Hildegard-Heilkunde von A-Z

Kerngesund von Kopf bis Fuß

Das »Erste-Hilfe-Buch« zur Hildegard-Medizin – ein unentbehrliches Nachschlagewerk zur Selbstbehandlung häufiger Erkrankungen und Alltagsbeschwerden bei Kindern und Erwachsenen. Dr. Wighard Strehlow beschreibt Methoden und Heilmittel der Hildegard-Medizin, sowie deren Herstellung und Bezugsquellen und erläutert Anwendung und Dosierung der Heilmittel zur Soforthilfe.

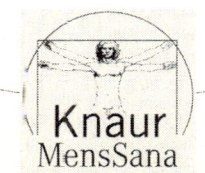

Knaur
MensSana